LES

SÉRUMS THÉRAPEUTIQUES

PAR

M. LÉON GRIMBERT

DOCTEUR ÈS-SCIENCES

PROFESSEUR AGRÉGÉ A L'ÉCOLE SUPÉRIEURE DE PHARMACIE DE PARIS

PHARMACIEN EN CHEF DE L'HOPITAL COCHIN

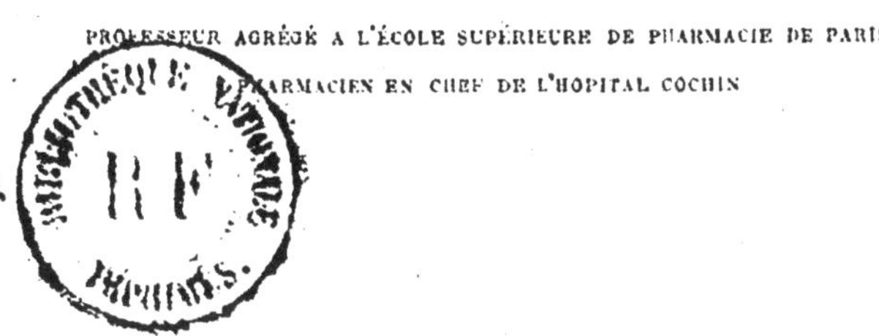

PARIS

OCTAVE DOIN, ÉDITEUR

8, PLACE DE L'ODÉON, 8

1899

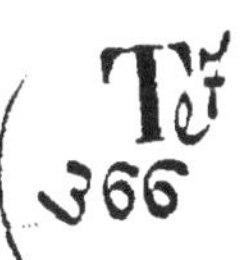

LES

SÉRUMS THÉRAPEUTIQUES

LES
SÉRUMS THÉRAPEUTIQUES

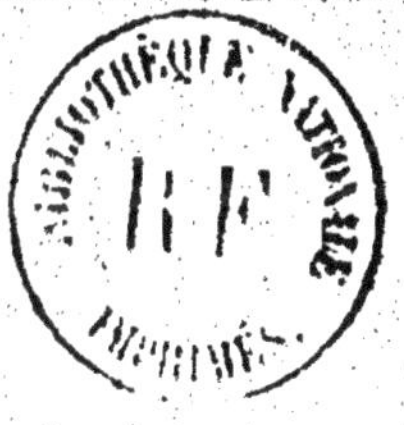

PAR

M. LÉON GRIMBERT

DOCTEUR ÈS-SCIENCES

PROFESSEUR AGRÉGÉ A L'ÉCOLE SUPÉRIEURE DE PHARMACIE DE PARIS

PHARMACIEN EN CHEF DE L'HOPITAL COCHIN

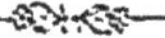

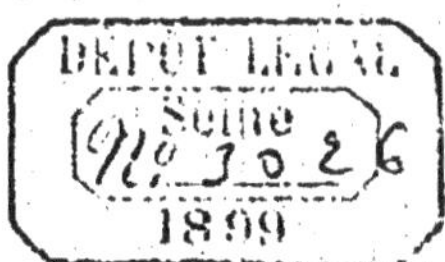

PARIS

OCTAVE DOIN, ÉDITEUR

8, PLACE DE L'ODÉON, 8

1899

AVANT-PROPOS

La Sérothérapie est une méthode qui consiste à employer le sérum d'un animal immunisé contre une maladie infectieuse, pour rendre un autre animal réfractaire à cette maladie.

Entrevue par Maurice Raynaud (1877), nettement établie par Richet et Héricourt (1888), la Sérothérapie n'a réellement pris d'importance qu'à la suite des expériences de Behring et Kitasato (1890) sur les propriétés préventives et antitoxiques du sérum des animaux vaccinés contre le tétanos et la diphtérie.

La découverte de Behring et Kitasato eut pour résultat de susciter de toute part un nombre considérable de tentatives qui, bien souvent, on peut le dire, font plus honneur à la bonne volonté et à l'imagination de leurs auteurs qu'à leur esprit scientifique.

C'est qu'en effet la microbiologie, après avoir été tenue à l'écart par certains esprits prévenus, voit le nombre de ses adeptes grossir de jour en jour, et si la plupart abordent la science nouvelle avec une ardeur de néophytes des plus louables, bien peu apportent dans leurs travaux cette prudence et cette réserve si nécessaires à l'accomplissement d'œuvres durables.

« Croire que l'on a trouvé un fait scientifique important, « a dit Pasteur, avoir la fièvre de l'annoncer, et se con- « traindre des journées, des semaines, parfois des années à

« se combattre soi-même, à s'efforcer de ruiner ses propres « expériences et ne proclamer sa découverte que lorsqu'on a « épuisé toutes les hypothèses contraires, oui, c'est une « tâche ardue ! »

Tellement ardue qu'un bien petit nombre de mémoires présentent les garanties réclamées par le maître.

De là, ces communications hâtives, ces expériences annoncées avec fracas et qui ne tardent pas à sombrer dans l'oubli ; de là l'encombrement de la presse scientifique par une foule de non-valeurs parmi lesquelles il n'est pas toujours facile de distinguer le bon grain de l'ivraie.

C'est cependant au milieu de cet amoncellement de mémoires si divers qu'il me faudra faire un choix et un choix sévère pour tracer l'histoire des *Sérums thérapeutiques.*

Ma tâche sera donc particulièrement délicate et elle aurait certainement excédé les limites de mes forces si je ne m'étais imposé l'obligation de m'en tenir aux grandes lignes seulement, de ne retenir que les expériences directrices, les faits qui ont semé derrière eux quelques idées nouvelles et qui ont eu quelque influence sur la marche en avant de la question.

En un mot, je me propose d'exposer le plus simplement et le plus clairement possible l'état actuel de la Sérothérapie dans ses rapports avec l'Immunité, en laissant volontairement dans l'ombre tout ce qui se rattache aux applications cliniques.

Je diviserai mon sujet en trois parties :

Dans la première, consacrée aux généralités, je résumerai les différentes phases par lesquelles ont passé nos idées sur l'Immunité et les modifications successives apportées aux procédés d'Immunisation.

Dans la deuxième, j'étudierai plus spécialement les Sérums antitoxiques et les travaux publiés sur la nature et l'action des toxines et des antitoxines.

Dans la troisième, je réunirai les Sérums préventifs mais non antitoxiques.

L'étude de chaque sérum comportera les trois points suivants :

1° *Les caractères du microbe infectieux;*

2° *Les procédés employés pour immuniser les animaux contre ce microbe;*

3° *Les propriétés du sérum de l'animal immunisé.*

Enfin chaque sujet traité sera suivi des indications bibliographiques d'usage.

LES SÉRUMS THÉRAPEUTIQUES

PREMIÈRE PARTIE

IMMUNITÉ ET IMMUNISATION

I

MODE D'ACTION DES MICROBES

Quand, à la suite des mémorables travaux de Pasteur, il fut reconnu que les maladies infectieuses étaient dues au développement des microbes dans l'organisme, on chercha à expliquer le mode d'action de ces infiniment petits par des hypothèses d'abord très simples.

C'est parce que la bactéridie charbonneuse, disait-on, s'empare avec avidité de l'oxygène du sang qu'elle amène la mort par une sorte d'asphyxie cellulaire; ou bien encore, le microbe, en se développant, détourne à son profit les matières assimilables au détriment des cellules qui meurent bientôt d'inanition.

Dans une troisième théorie, on admettait que le parasite pouvait agir mécaniquement en obstruant les capillaires.

Mais on ne tarda pas à reconnaître que la plus grande part d'action devait revenir aux produits sécrétés par les bactéries soit dans leurs cultures artificielles, soit dans les tissus des animaux, produits solubles agissant à la manière de véritables poisons.

La découverte par Selmi et Gautier d'alcaloïdes bien définis dans les produits de putréfaction cadavérique et les recherches de Brieger sur le même sujet donnaient l'espoir de retrouver ces mêmes *ptomaïnes* dans les cultures des bacilles pathogènes; et de fait, en un temps très court, le nombre des alcaloïdes ainsi isolés atteignit un chiffre respectable; qu'il me suffise de citer la *typhotoxine* extraite par Brieger des cultures du bacille d'Eberth, la *spasmotoxine*, la *tétanotoxine*, la *tétanine*, produites par le bacille du tétanos, etc.

Malheureusement, ces principes définis ne tuaient les animaux qu'à des doses bien supérieures à celles qui correspondaient à l'emploi de la culture elle-même; de plus, les symptômes de l'empoisonnement différaient essentiellement de ceux que provoquait l'injection de cette même culture.

Il fallait chercher autre chose.

Les belles recherches de Lœffler, Roux et Vaillard sur la diphtérie, celles de Vaillard et Vincent sur le tétanos montrèrent qu'il existe dans les cultures filtrées de ces bacilles une substance d'une toxicité redoutable, altérable par la chaleur, précipitable par l'alcool, entraînée par les précipités de phosphate de chaux, se conduisant en un mot comme les diastases, mais, comme ces dernières, de composition chimique inconnue. On lui donna le nom de *toxine*.

« Une toxine, dit Duclaux (1), peut être définie comme une diastase qui, au lieu d'agir sur une substance inerte, agit sur une substance contenue dans une cellule vivante et jouant dans la vie de la cellule un rôle physiologique plus ou moins accusé »; ou bien encore : « une toxine microbienne est une diastase qui, en voyageant dans l'organisme, y atteint certaines cellules plus ou moins nécessaires, et y traduit sa présence par des troubles plus ou moins profonds. »

Ce qui caractérise une diastase, c'est l'énorme disproportion qui existe entre la quantité de matière qui entre en jeu et l'effet produit. C'est ainsi que la *sucrase* peut intervertir 2.000 fois son poids de sucre, que la *présure* peut coaguler 600.000 fois son poids de lait. C'est ainsi encore que la toxine tétanique, à la dose de 1 gramme, peut tuer jusqu'à 40.000 cobayes, de sorte qu'il suffit de quelques individus seulement se développant en un point quelconque de l'organisme pour déterminer l'éclosion d'un tétanos mortel.

Mais tous les microbes pathogènes sont loin de fabriquer des toxines aussi actives et aussi diffusibles. Sans doute, c'est bien toujours par leurs sécrétions qu'ils agissent; mais, celles-ci étant peu toxiques ou bien n'étant produites qu'en faible quantité, il faut pour que les accidents apparaissent, que l'agent infectieux pullule dans l'économie et l'envahisse.

Pour qu'une maladie infectieuse se déclare, il ne suffit donc pas qu'un microbe puisse vivre et se développer dans le corps d'un animal, il faut de plus qu'il y laisse diffuser des substances nuisibles, poisons et toxines. Ces deux conditions sont indispensables, et c'est leur réunion qui constitue la *virulence*, que l'on peut encore définir : l'aptitude des microbes à vivre dans le corps des animaux en y élaborant des poisons.

Il ne faut pas confondre virulence avec toxicité. Un bouillon de culture débarrassé de ses microbes par filtration sur porcelaine peut être très toxique, il ne sera jamais virulent puisqu'il ne renferme aucun être vivant :

Par contre, une culture peut être très riche en microbes et de toxicité faible, et nous arrivons ainsi aux définitions suivantes :

Un microbe doué de virulence est un *virus ;* s'il se développe dans l'organisme sans causer de troubles, c'est un *saprophyte.*

Or, la virulence est une propriété que les microbes peuvent perdre ou acquérir.

Pasteur a montré qu'à l'aide d'artifices de culture, en faisant intervenir soit la chaleur, soit la dessiccation, soit l'oxygène de l'air, il était possible d'atténuer la virulence des bactéries; mais, pour atteindre ce but, il ne suffit pas de les placer dans des conditions défavorables de culture, il faut leur imprimer des modifications durables et transmissibles aux générations suivantes, en un mot il faut créer des races nouvelles.

Quand un virus est atténué au point de ne plus présenter trace de virulence, il devient un véritable saprophyte que rien ne distingue plus des espèces banales qui pullulent partout.

Mais Pasteur (2) a montré que, dans cet état, on pouvait non seulement lui rendre sa virulence perdue, par exemple en l'inoculant à des espèces animales très sensibles, puis en le faisant passer successivement par des animaux de plus en plus réfractaires, mais encore exalter artificiellement cette virulence presque à l'infini.

Ainsi s'expliquerait la naissance de maladies infectieuses en partant de saprophytes qui se seraient trouvés à un moment donné dans des conditions favorables au renforcement de leur virulence et l'on conçoit que des bactéries que nous considérons jusqu'ici comme inoffensives puissent dans la suite des temps devenir le point de départ d'infections nouvelles (3).

II

DE L'IMMUNITÉ

L'organisme en butte aux attaques des bactéries ne reste pas inactif, il réagit de son côté pour se défendre, et il n'est pas rare de le voir sortir victorieux de la lutte.

L'Immunité qui est le prix de cette victoire peut être naturelle ou acquise :

Naturelle, quand l'animal est réfractaire par nature à l'infection ;

Acquise ou artificielle, quand cet état réfractaire est obtenu à l'aide de procédés spéciaux que nous passerons en revue tout à l'heure.

IMMUNITÉ NATURELLE

Les nombreuses théories émises pour expliquer la cause de l'Immunité naturelle peuvent se diviser en deux groupes : la théorie cellulaire et les théories humorales.

Théorie cellulaire. — Phagocytose.

Dans cette théorie, due à Metchnikoff (4), la défense de l'organisme est confiée à certaines cellules spéciales qui sont chargées d'englober les bactéries et de les détruire. Chez les Vertébrés supérieurs, ce rôle est dévolu aux leucocytes mono et polynucléaires et à certaines cellules endothéliales fixes.

L'ensemble du phénomène porte le nom de *phagocytose* et les cellules actives celui de *phagocytes* :

La destruction des bactéries par les phagocytes est une véritable digestion intra-cellulaire opérée dans le protoplasma de la cellule par quelque diastase énergique (Le Dantec (10)).

Mais, pour remplir ce rôle, il faut que les leucocytes puissent se mettre en contact avec l'agent infectieux.

C'est alors qu'intervient une nouvelle et curieuse propriété des cellules : la sensibilité chimiotactique.

Sous le nom de *chimiotaxie*, Pfeffer (5) a désigné le premier la faculté que possèdent certains organismes inférieurs, doués de mobilité, d'être attirés vers certaines substances ayant sur eux une action chimique. Cette propriété observée d'abord chez les végétaux : Myxomycètes (Stahl (6) et de Bary (7)), anthérozoïdes des Fougères (Pfeffer) (5), fut étendue par Massart et Bordet (8) et par Gabritchevsky (9) aux cellules migratrices des animaux. Si, à l'exemple de ce dernier, on introduit sous la peau d'une grenouille ou d'un lapin des tubes de verre contenant divers liquides préalablement stérilisés, on verra au bout de quelque temps certains tubes envahis par les globules blancs, tandis que les autres n'en contiendront aucun.

On dira des substances qui ont attiré les leucocytes qu'elles sont douées de *chimiotaxie positive* et des autres qu'elles possèdent une chimiotaxie *négative*. Telles sont, parmi ces dernières, l'acide lactique, la méthylamine, certaines toxines microbiennes, etc.

Le mécanisme de l'infection et de l'immunité se résume dès lors en ceci :

Dès qu'un microbe pénètre dans les tissus d'un animal, les leucocytes arrivent pour l'englober et le détruire, à moins que les produits sécrétés par le parasite n'exercent sur eux une action répulsive ; dans ce cas, la phagocytose ne peut avoir lieu et le parasite se développe en toute liberté.

L'intervention phagocytaire varie avec chaque individu pour chaque espèce microbienne. Presque nulle chez un sujet très sensible à une infection déterminée, elle est, au contraire, très marquée chez un animal réfractaire à cette même maladie. Par exemple, la bactéridie charbonneuse se rencontre très rarement dans les phagocytes du cobaye ou du lapin, animaux très sensibles au charbon, tandis qu'elle abonde dans les phagocytes de la poule et du chien qui sont réfractaires.

Si, au lieu d'étudier le sort d'une espèce microbienne chez

plusieurs animaux, nous examinons comment se comportent les phagocytes d'un même animal vis-à-vis de plusieurs bactéries plus ou moins virulentes, nous constatons des résultats analogues. C'est ainsi que les phagocytes du lapin qui ne sont point aptes, comme nous venons de le dire, à s'emparer de la bactéridie charbonneuse, englobent facilement le bacille pyocyanique qui ne tue le lapin qu'à doses élevées. De sorte qu'on peut, avec Metchnikoff, émettre la règle suivante :

Plus un animal est réfractaire à une maladie, plus ses phagocytes sont capables d'englober le microbe de cette maladie.

L'Immunité naturelle serait donc liée intimement à cette propriété des phagocytes.

Théories humorales.

Propriété bactéricide des humeurs. — Cette théorie, basée sur des expériences de Fodor (11) de Buda-Pest, de Niessen et de Nuttal (12), a été reprise par Buchner (13), qui l'a faite sienne. Pour lui, l'immunité naturelle est due à la propriété que possèdent les humeurs, et en particulier le sérum sanguin, de s'opposer à l'infection microbienne, soit en détruisant les bactéries, soit en entravant leur développement au moyen de substances bactéricides mal définies et qu'il nomme *aléxines*. Les phagocytes n'interviendraient que pour débarrasser l'économie des cadavres des microbes tués par les aléxines, leur rôle se réduirait à celui de simples balayeurs arrivant après la lutte. Buchner expliquait cette intervention tardive par l'existence dans le corps des bactéries d'une substance protéïque douée de chimiotaxie positive et qui ne diffuserait qu'après leur mort.

Mais Metchnikoff (4) a montré que les bactéries englobées par les phagocytes étaient bien vivantes, capables encore de se développer pendant quelque temps et de pulluler si on les ensemence dans du bouillon.

Quant à la propriété bactéricide des humeurs, un grand nombre d'expériences viennent l'infirmer.

Metchnikoff fait observer que le sang d'animaux très sensibles au charbon tue la bactéridie charbonneuse en dehors de l'organisme aussi bien que le ferait le sang d'animaux réfractaires. Le lapin, par exemple, qui prend facilement le charbon, a un sérum très bactéricide, tandis que le sérum du chien, qui est très résistant, ne possède aucune action sur cette bactérie.

Le même auteur est parvenu à cultiver dans l'organisme des animaux réfractaires la même bactéridie charbonneuse en la protégeant contre l'envahissement des leucocytes. Il enfermait la culture dans de petites outres, faites avec des portions d'intestin de grenouille, qui se laissaient bien traverser par les liquides de l'économie, mais qui arrêtaient les phagocytes.

De même, si on introduit une culture charbonneuse dans la chambre antérieure de l'œil d'un chien, milieu presque privé de cellules, les bactéries se développent très bien, quoique dans le corps d'un animal doué de l'immunité.

La propriété bactéricide des humeurs, telle que nous venons de l'exposer, se trouvait trop souvent en contradiction avec les faits observés pour être acceptée comme base d'une théorie générale de l'immunité. Aussi, voyons-nous Buchner lui-même modifier peu à peu ses idées sur la matière et se rapprocher insensiblement de la théorie cellulaire.

En 1894, peu de temps après les travaux d'Hankin (14) et Kanthack (15) sur ce sujet, Buchner admettait que les aléxines étaient fournies, non plus par les humeurs, mais par les leucocytes attirés par les bactéries en vertu de leur sensibilité propre. Ce n'était qu'après les avoir ainsi détruits par une sécrétion extra-cellulaire, que les leucocytes, devenus phagocytes, englobaient les microbes pour les faire disparaître.

Plus récemment, en 1897, « les leucocytes sécrèteraient non plus des substances capables de détruire les microbes dans les humeurs, mais seulement des substances qui influenceraient, et ceci encore d'une façon passagère, le fonctionnement chimique des microbes. Après cet affaiblissement momentané, les agents pathogènes seraient englobés par les phagocytes et subiraient dans leur intérieur l'action destructive des substances microbicides. »

Propriété atténuante des humeurs. — En France, Charrin et Roger substituèrent à la théorie bactéricide, qui ne s'adaptait pas assez aux faits, celle de la propriété atténuante des humeurs.

Les bactéries ne seraient pas détruites par les sécrétions

humorales, mais atténuées dans leur action pathogène, de sorte qu'elles deviendraient rapidement la proie des phagocytes.

A l'appui de cette thèse, Roger (16), cultivant le streptocoque de l'érysipèle sur le sérum de lapins sains ou immunisés, obtenait des cultures florissantes sur les deux milieux. Mais, tandis que les microbes, ayant poussé sur le sérum de l'animal sain, se montraient très virulents quand on les inoculait à un animal neuf, les cultures sur sérum d'animal immunisé ne causaient aucun accident. Il semblait donc qu'il y eût, dans ce dernier cas, une véritable atténuation.

Mais les propriétés préventives du sérum des animaux vaccinés, mises depuis en lumière par Behring, expliquent pourquoi la culture sur le sérum de l'animal immunisé n'était plus pathogène : c'est qu'on inoculait, en même temps que le microbe, le sérum sur lequel il avait poussé et qui était doué, lui, de propriétés préventives.

Propriété antitoxique des humeurs. — A la suite de la découverte, par Behring et Kitasato, de la propriété antitoxique du sérum des animaux immunisés contre le tétanos et la diphtérie, Klemperer voulut faire de la propriété antitoxique des humeurs le point de départ d'une nouvelle théorie générale de l'immunité.

Nous verrons tout à l'heure que les animaux *naturellement* réfractaires aux toxines tétanique et diphtérique ont un sérum dénué de toute propriété antitoxique, et que leur immunité semble résider, non pas, comme on l'a cru longtemps, dans l'insensibilité de leur système nerveux envers la toxine, mais dans ce fait que cette toxine ne peut arriver jusqu'au système nerveux (Roux).

En somme, dans l'état actuel de la question, l'immunité naturelle peut être attribuée à la résistance naturelle des leucocytes aux poisons microbiens, résistance qui leur permet d'englober rapidement le virus qui pénètre dans l'organisme.

IMMUNITÉ ARTIFICIELLE

L'expérience avait montré depuis longtemps que la plupart des maladies infectieuses, à part de rares exceptions, ne récidivaient pas; une première atteinte rendait l'individu réfractaire.

C'est ce qui, autrefois, avait donné l'idée de provoquer artificiellement une affection légère pour mettre l'organisme à l'abri d'une atteinte plus grave. De là la pratique de la variolisation et plus tard de la vaccination jennerienne.

La découverte de l'atténuation des virus devait précéder de bien peu celle de l'immunisation à l'aide de ces virus atténués.

Le premier exemple de vaccination contre une maladie microbienne [illegible] u à Pasteur.

En inoculant à des poules des cultures vieillies, et par conséquent, atténuées, de choléra des poules, il provoquait seulement une légère indisposition à la suite de laquelle l'animal pouvait, sans inconvénient, subir l'inoculation d'une dose plusieurs fois mortelle de culture virulente.

Ces premiers essais, suivis bientôt des célèbres expériences sur la vaccination charbonneuse, furent le point de départ d'un nombre immense de travaux sur l'immunité et sur les moyens de la conférer.

Le problème était des plus passionnants. Puisque l'on pouvait dorénavant conférer l'immunité à volonté, on pouvait espérer découvrir bientôt la cause première de cette immunité; et de fait, toutes les recherches entreprises depuis cette époque ont été dirigées vers ce but. Mais, loin de l'atteindre, il semble que chaque pas que la science fait en avant fasse surgir de nouvelles difficultés, et que le problème, qui paraissait si simple au début, se complique de plus en plus.

Il nous paraît indispensable, cependant, de tenter d'esquisser en quelques pages, et en nous en tenant seulement aux grandes lignes, les états successifs de la question toujours ouverte de l'immunisation. En même temps que les procédés mis en œuvre, nous exposerons brièvement les théories qui les ont inspirés ou qu'on en a déduites.

Ces notions préliminaires nous permettront d'aborder avec plus de détails l'étude encore ardue de la Sérothérapie et des Sérums thérapeutiques.

PROCÉDÉS GÉNÉRAUX D'IMMUNISATION

Toutes les méthodes employées pour conférer l'immunité peuvent se diviser en trois groupes :

1° *Inoculation de cultures microbiennes virulentes ou atténuées ;*
2° *Inoculation des produits solubles élaborés par les microbes ;*
3° *Inoculation du sérum d'un animal déjà immunisé.*

1° Vaccination au moyen des cultures microbiennes

A. *Par des cultures atténuées.* — C'est la méthode classique instituée par Pasteur dès ses premières expériences. L'atténuation peut être durable ou passagère, et les moyens employés pour l'obtenir sont très variables : action de l'air et de la lumière (choléra des poules) ; de la chaleur ou des antiseptiques (charbon bactéridien); dessiccation (rage) ; etc. En un mot, tout agent physique ou chimique capable de modifier la vitalité d'un microbe pathogène et virulent peut servir à le transformer en vaccin.

B. *Par des cultures virulentes diluées.* — Ce procédé, plus intéressant au point de vue théorique qu'au point de vue pratique, consiste à inoculer des quantités très faibles d'un microbe virulent, en augmentant graduellement la dose. Chauveau (17) réussit par ce moyen à vacciner des moutons contre le charbon bactéridien et le charbon symptomatique, et Vaillard, des lapins contre le tétanos.

C. *Par un mode particulier d'inoculation.* — Tel microbe, très actif quand on l'inocule dans le sang, ne donne qu'une maladie passagère, si on l'introduit sous la peau. Tel autre au contraire, comme le charbon symptomatique, est moins nocif dans les veines que dans le tissu cellulaire (Chauveau). On pourra donc, en choisissant la voie d'inoculation, atténuer les effets d'une inoculation virulente et conférer ainsi l'immunité à un animal.

Théorie de l'épuisement.

Dans tout ce qui précède, c'est à la bactérie elle-même qu'on s'adresse, et pour expliquer son action vaccinante, on supposa d'abord qu'en vivant dans l'organisme, elle lui enlevait certaines substances nécessaires à son entretien et qu'ainsi un virus nouveau ne pouvait y végéter, faute de matériaux indispensables à sa nutrition. Cette idée très simple avait été émise par Pasteur à propos de la vaccination contre le choléra des poules. Elle était inspirée par ce qui se passe dans la fermentation d'un liquide sucré; dès que le sucre est consommé, une nouvelle quantité de levure ne peut plus produire d'action.

Cette théorie de l'épuisement a été démentie par l'expérience.

Si elle était exacte, un animal qui a résisté à un virus, qui est par conséquent vacciné contre ses atteintes, devrait, à plus forte raison, résister à l'inoculation de doses massives du même virus qui ne pourraient trouver de quoi vivre dans l'organisme déjà épuisé. Il n'en est rien, comme l'ont montré les expériences de Chauveau (juin 1880).

Comment admettre aussi que l'organisme momentanément épuisé mette si longtemps (tout le temps que dure l'état réfractaire, c'est-à-dire des semaines ou des mois) à réparer ses pertes?

Théorie de la substance ajoutée.

Aussi, à la théorie de l'épuisement, Chauveau substitua-t-il celle de la substance ajoutée.

« Un microbe infectieux, dit-il, s'étant une première fois multiplié dans son milieu naturel de culture et l'ayant ainsi rendu rebelle à une culture ultérieure, exerce cette action, non pas en épuisant le terrain, en le privant de toutes les substances nécessaires au développement du microbe, mais en y laissant des substances nuisibles, qui imprègnent ce milieu de culture et lui font subir certaines modifications inconnues, d'où résulte sa stérilisation plus ou moins complète [1]. »

Chauveau s'appuyait sur ce fait que des brebis en gestation, inoculées du charbon, donnaient naissance à des agneaux réfractaires, alors qu'il était reconnu que le placenta, agissant comme un véritable filtre, ne laissait passer aucune bactérie.

[1] *Annales de l'Institut Pasteur*, 1888, p. 67.

2° Vaccination par les produits bactériens

Ce fut le point de départ d'une nouvelle méthode d'immunisation, la vaccination par les produits bactériens, ou vaccination chimique. Ce n'est plus la culture telle quelle qu'on inocule, mais la culture débarrassée des microbes, soit par filtration sur porcelaine, soit par la chaleur.

La vaccination chimique, entrevue dans les expériences de Toussaint (18), Wooldridge (19), Salmon (20) et Charrin (21), a été définitivement fondée par les recherches de Roux et Chamberland (22) sur le vibrion septique et le charbon symptomatique, ainsi que par celles de Chantemesse et Widal (23) sur le bacille typhique et de Gamaleïa (24) sur le *Vibrio Metchnikovi*.

Cette méthode a été étendue à un grand nombre de microbes pathogènes, et nous verrons bientôt que c'est à elle qu'on s'adresse pour immuniser les animaux contre le tétanos et la diphtérie.

Seulement, dans ces derniers cas, au lieu d'employer la culture simplement filtrée qui serait beaucoup trop toxique, il faut faire intervenir, comme agent atténuant, soit la chaleur, soit un antiseptique (trichlorure d'iode ou iode).

Dans tous les procédés que nous venons d'énumérer, l'immunité n'est pas conférée d'emblée; elle est au contraire lente à s'établir; il faut toujours une sorte de période d'incubation qu'on peut évaluer en moyenne à une semaine, comme pour la vaccine jennérienne, mais une fois acquise, elle persiste en général pendant un temps assez long et qui varie avec le mode de vaccination et l'activité du virus employé. *L'immunité acquise est d'autant plus solide que le virus est moins atténué et que l'organisme réagit davantage.*

L'immunité acquise et les théories humorales et cellulaires.

Les théories que nous avons exposées plus haut sur l'immunité naturelle ont été appliquées également à l'immunité acquise.

Les partisans de la propriété bactéricide des humeurs expliquent la vaccination chimique, en supposant que les microbes, dans les milieux où ils vivent, sécrètent, à côté de toxines, des substances vaccinantes.

L'état bactéricide serait le résultat d'une modification permanente de la nutrition provoquée par le passage de ces matières vaccinantes à travers l'organisme.

Pour Bouchard (25) et ses élèves, la matière toxique et la matière vaccinante sont distinctes. Charrin et Arnaud (26), par exemple, donnent l'immunité aux lapins contre le Bacille pyocyanique avec des substances retirées des cultures et qui ne semblent plus toxiques. Roger (27) constate que des cultures de streptocoque chauffées à 100° sont toxiques et ne vaccinent pas, tandis que chauffées à 110°, elles deviennent vaccinantes.

Mais les objections que nous avons reproduites précédemment subsistent toujours, et l'on peut dire que ni la propriété bactéricide des humeurs, ni la propriété atténuante qui en dérive ne suffisent à expliquer l'immunité acquise. « C'est seulement dans des cas exceptionnels que la propriété bactéricide des humeurs est en corrélation avec l'immunité. »

Nous avons dit d'ailleurs, plus haut, comment Buchner, après avoir été partisan de la propriété bactéricide des humeurs, était arrivé peu à peu à accorder aux leucocytes une part considérable dans le phénomène de l'immunité; et comment, pour lui, ces cellules sécrètent les substances microbicides qui affaiblissent la vitalité du bacille et le rendent ainsi apte à être englobé. Le pouvoir bactéricide du sang serait donc dû à une sécrétion des leucocytes et son rôle se réduirait à celui d'auxiliaire de la phagocytose.

C'est ce qu'avait vu Denys de Louvain (28) qui montra que du sang séparé de ses leucocytes perd tout pouvoir bactéricide et qu'on lui restitue ce dernier en même temps que ses globules blancs.

De son côté, l'École allemande s'appuie sur le phénomène de Pfeiffer pour soutenir que les bactéries peuvent être détruites dans l'organisme en dehors de toute intervention des phagocytes.

Phénomène de Pfeiffer. — En 1894, Pfeiffer (29) observa que les vibrions cholériques, injectés dans la cavité péritonéale d'un animal hypervacciné, s'immobilisent et se transforment rapidement en dehors des cellules en granulations arrondies libres dans l'exsudat; au bout d'un temps très court ces granulations disparaissent, dissoutes par le liquide ambiant.

Ce fait, qui est exact, prenait une importance doctrinale considérable; il ne tendait à rien moins qu'à ruiner la théorie cellulaire de l'immunité.

Mais les expériences de Metchnikoff (3), de J. Bordet (30), de Cantacuzène (31) et de Salimbeni (32) donnèrent bientôt du phénomène une interprétation différente.

La substance préventive contenue dans l'organisme des animaux vaccinés a la propriété d'exalter le pouvoir bactéricide des leucocytes. Ceux-ci, rares dans la cavité péritonéale, se trouvent, au moment de l'injection, momentanément placés dans des conditions d'existence défavorables; ils éclatent et laissent échapper la substance bactéricide contenue dans leur protoplasma. Au contact de cette substance, les vibrions se transforment en granulations. Mais la destruction complète de ces vibrions ainsi modifiés ne se fait que par l'intermédiaire de nouveaux phagocytes qui arrivent ensuite.

« En résumé, dit Bordet, la transformation extra-cellulaire des vibrions dans la cavité péritonéale est due à cette circonstance assez fortuite qu'il y a dans cette cavité, au moment de l'injection, suffisamment de leucocytes pour que le liquide ambiant devienne bactéricide et qu'il y en a trop peu pour que la phagocytose se fasse immédiatement sur une grande échelle ».

Si, en effet, comme l'a montré Metchnikoff, on injecte du vibrion cholérique dans la cavité péritonéale d'un cobaye vacciné et ayant reçu la veille une injection de bouillon pour provoquer l'afflux des leucocytes, les microbes sont rapidement englobés et le phénomène de Pfeiffer ne se produit plus. Metchnikoff a pu reproduire le phénomène de Pfeiffer *in vitro* en mettant en contact les vibrions cholériques avec une trace de sérum préventif et une petite quantité de lymphe péritonéale contenant des globules blancs.

Deux facteurs entrent donc en jeu pour produire le phénomène de Pfeiffer : une substance bactéricide normalement contenue dans les leucocytes, et une substance préventive existant dans le sérum des animaux immunisés.

Ces deux substances sont parfaitement distinctes. Le sérum d'un animal vacciné, chauffé à 55°, perd ses propriétés bactéricides, mais conserve ses propriétés préventives qui ne disparaissent pas quand on soumet le liquide pendant une heure à une température de 70°. Isolément, chacune de ces substances n'agit que faiblement; réunies, elles déterminent une exaltation du pouvoir bactéricide; mais ce sur quoi insiste Metchnikoff, c'est que la diffusion de cette substance bactéricide dans la lymphe péritonéale est un phénomène pathologique lié à la souffrance des leucocytes; ceux-ci la retiennent énergiquement en l'état de santé.

Ainsi compris, le phénomène de Pfeiffer n'est plus qu'un épisode intéressant de la lutte de l'organisme contre les bactéries, et ne saurait servir de base à une théorie générale de l'immunité.

Une expérience très suggestive de Bordet va nous montrer, une fois de plus, que les propriétés bactéricides d'un sérum sont sous la dépendance des sécrétions leucocytaires.

Bordet injecte du sang de lapin à des cobayes. Les globules rouges du lapin sont englobés par les leucocytes mononucléaires du cobaye qui les dissolvent.

En augmentant peu à peu la dose de sang injecté, il arrive à exalter le pouvoir globulicide des leucocytes à un tel point qu'ils laissent bientôt diffuser à l'extérieur leur diastase digestive; si bien que le sérum d'un cobaye ainsi traité a acquis des propriétés nouvelles : mélangé *in vitro* à du sang frais de lapin, il en dissout rapidement les globules rouges, ce qu'il ne faisait pas auparavant; et, comme il jouit de la même propriété *in vivo*, il est devenu toxique pour le lapin auquel on l'injecte.

La théorie cellulaire de l'immunité acquise rend compte bien plus simplement des faits observés.

« Lorsqu'un virus est introduit dans le corps, dit Roux, il pullule au lieu d'inoculation et y forme les substances qui attirent les leucocytes; mais plus le virus est actif, plus les poisons qu'il prépare sont énergiques; il arrive que les cellules qui ont pénétré dans ce foyer toxique sont paralysées dans leur action et sont incapables d'englober les microbes qui se répandent sans obstacle. Il y a même des virus très meurtriers, comme celui du choléra des poules, dont la toxine exerce sur les leucocytes une chimiotaxie négative et les écarte du foyer de culture. Aussi, n'y a-t-il jamais de phagocytose dans cette affection.

« Il n'en est pas de même chez l'animal vacciné ; l'immunité lui a été conférée soit par l'inoculation d'un virus atténué, soit par l'injection de doses ménagées de produits microbiens. Dans les deux cas, il a été soumis à l'action de substances solubles que fabriquent les microbes, il a donc pour elles une certaine accoutumance. Quand nous lui donnerons un virus fort, ses phagocytes attirés au point d'inoculation et déjà accoutumés aux produits du microbe engloberont celui-ci avant qu'il ait eu le temps de préparer des doses notables de toxine. »

Si l'immunité naturelle est due à la résistance des leucocytes aux poisons microbiens, *nous pourrons envisager l'immunité artificielle comme l'accoutumance des phagocytes à ces mêmes poisons*.

3° Vaccination par le sérum d'un animal immunisé

Le troisième procédé d'immunisation consiste à injecter aux animaux qu'on veut rendre réfractaires le sang ou plutôt le sérum d'individus déjà immunisés.

Les premières expériences dans cette voie sont dues à Maurice Reynaud (33) sur le sang de génisses inoculées de cow-pox, et à Richet et Héricourt (35) sur le sérum de chiens et de lapins vaccinés contre le *Streptococcus pyocepticus* : mais c'est à Behring et Kitasato que revient le mérite d'avoir mis en lumière les propriétés antitoxiques du sérum des animaux vaccinés.

Cette découverte, dont la portée est incalculable, est la base même de la sérothérapie, et l'on a pu dire que son importance n'a d'égale que celle de la découverte même de l'atténuation des virus par Pasteur.

C'est en étudiant le tétanos et la diphtérie que Behring et Kitasato observèrent que le sang d'un animal immunisé injecté à un animal neuf le protégeait non seulement contre le virus vivant, mais encore contre la toxine. Bien plus, mélangé *in vitro* à cette toxine, il semblait la détruire et en annihilait les effets.

Il existait donc dans ce sérum une substance particulière, douée d'une action énergique sur la toxine ; on lui donna le nom d'*antitoxine* sans rien préjuger de sa nature.

Behring avait cru, d'abord, pouvoir attribuer à cette antitoxine la résistance naturelle de certains animaux au tétanos et à la diphtérie, mais on reconnut bientôt que le sang des animaux naturellement réfractaires n'est pas antitoxique, et qu'il ne le devient qu'à la suite d'une injection de toxine. L'antitoxine dérivait donc de la toxine ; c'était un produit artificiel créé par l'organisme sous l'action de cette dernière.

L'expérience de Behring étendue à un grand nombre d'espèces pathogènes montra que la propriété préventive du sérum était d'ordre général, mais qu'elle était distincte de la propriété antitoxique. Celle-ci ne se rencontre que dans le sérum des animaux vaccinés à l'aide de toxines très actives et très diffusibles comme celles du tétanos et de la diphtérie. Le sérum des animaux immunisés contre le hog-choléra, le vibrion avicide, le pneumocoque, etc., protège bien un animal neuf contre le microbe de ces affections, mais non contre ses produits solubles. Il est préventif, mais non antitoxique.

Metchnikoff, Roux et Salimbeni (35) ont montré qu'on pouvait, avec une même espèce microbienne, obtenir à volonté un sérum préventif ou un sérum antitoxique. Ils immunisent des cobayes contre le choléra en leur inoculant des cultures de vibrion cholérique tuées par la chaleur. Ils recueillent ainsi un sérum uniquement préventif, impuissant à protéger les animaux neufs contre le poison cholérique. D'autre part, ayant réussi, par des artifices de culture, à obtenir une véritable toxine cholérique, très active, ils s'en servent pour vacciner des cobayes, dont le sang devient cette fois nettement antitoxique.

Deux produits nouveaux apparaissent donc dans le sang des animaux vaccinés :

L'antitoxine agissant sur les toxines, et la substance préventive exerçant son action sur les fonctions cellulaires.

Cette dernière, qui résulte vraisemblablement d'une modification des produits microbiens par l'organisme, offre cette particularité d'exalter considérablement le pouvoir bactéricide des leucocytes, comme nous l'avons vu, à propos du phénomène de Pfeiffer (p. 13) : c'est donc un auxiliaire précieux de la phagocytose dont elle active le fonctionnement. Metchnikoff lui donne le nom de *Stimuline* pour la différencier de l'antitoxine.

Quant à l'antitoxine, produit artificiel, elle semble dériver de la toxine, sans qu'on ait pu jusqu'ici saisir le mécanisme de cette transformation.

Nous exposerons plus loin, à propos du tétanos et de la diphtérie, les théories émises sur l'origine et la formation de l'antitoxine et les travaux intéressants qui en découlent.

Immunité active et immunité passive.

L'immunité conférée par les sérums préventifs et antitoxiques est acquise instantanément, mais elle n'est pas durable. Elle n'est accompagnée d'aucune réaction de l'organisme, qui reste purement passif, d'où le nom d'*immunité passive* qui lui a été donnée par Ehrlich.

Elle diffère essentiellement de l'immunité obtenue soit par les virus eux-mêmes, soit par leurs produits solubles, beaucoup plus longue à établir, mais dont les effets persistent pendant un temps très long. Ici, l'état réfractaire n'est obtenu qu'au prix d'une lutte entre les éléments cellulaires et les virus ou leurs poisons; il y a réaction plus ou moins énergique de la part de l'organisme qui élabore en même temps des contre-poisons, il en résulte une immunité solide qu'on désigne sous le nom d'*immunité active*.

Nous venons de dire que, dans l'immunité passive, l'action des sérums préventifs ou antitoxiques est immédiate; on a donc cherché à les faire agir contre une infection déjà déclarée, dans le but de l'enrayer et de la guérir, et on a réussi quelquefois. Malheureusement, leur efficacité n'est pas constante.

Un sérum qui est seulement préventif, et c'est le cas le plus général, si énergique qu'il soit, s'opposera sans doute au développement du virus dans l'économie; mais si ce virus a déjà eu le temps d'envahir les organes, il sera trop tard pour intervenir efficacement, et l'action thérapeutique du sérum sera à peu près nulle, parce qu'il ne pourra agir en même temps sur les poisons élaborés. Il en est de même pour les sérums antitoxiques.

Si, dans le tétanos, on laisse à la toxine le temps d'agir, si on attend l'éclosion des premiers symptômes, on pourra injecter ensuite des centaines de centimètres cubes de sérum antitétanique sans résultat, alors qu'il aurait suffi d'une quantité infinitésimale pour prévenir tout accident. Dans la diphtérie, au contraire, où les premières atteintes du mal sont faciles à reconnaître avant l'infection généralisée, le sérum antidiphtérique interviendra efficacement et jouera un rôle thérapeutique important. L'effort des expérimentateurs doit donc tendre à conférer aux sérums des propriétés antitoxiques énergiques, car tous les microbes agissent par leurs produits solubles. Mais une difficulté se rencontre. A l'exception du tétanos et de la diphtérie, la plupart ne laissent pas leur toxine se répandre dans nos milieux artificiels de culture, ils n'en produisent que dans le corps des animaux, et encore cette toxine est-elle relativement peu active et peu diffusible, incapable de provoquer de la part de l'organisme la réaction nécessaire à la production d'antitoxine en quantité appréciable. Il faut donc chercher des procédés permettant d'exalter l'activité de ces poisons, si l'on veut arriver à produire des sérums vraiment thérapeutiques. Déjà la voie à suivre est indiquée par les belles expériences de Metchnikoff, Roux et Salimbeni (p. 124) qui sont arrivés à obtenir une toxine cholérique énergique, en cultivant le vibrion de Koch dans des sacs de collodion remplis de bouillon et introduits dans la cavité péritonéale de lapins. Dans ces conditions, les vibrions sont à l'abri des phagocytes : d'autre part, il s'établit à travers les parois du sac de collodion des échanges osmotiques. Les produits venus de l'organisme pénètrent à l'intérieur du liquide de culture, et modifient favorablement sa composition. C'est là un procédé général qui est appelé à rendre de grands services en nous permettant d'obtenir des sérums véritablement thérapeutiques.

Classification des Sérums thérapeutiques.

On peut envisager les sérums préventifs et antitoxiques comme des solutions de principes actifs tirés du protoplasma vivant des animaux à l'aide de procédés spéciaux.

Ces principes actifs ne sont pas des produits naturels existant tout formés dans l'économie comme les alcaloïdes chez les végétaux, mais des substances fabriquées artificiellement et, au moment du besoin, par la cellule vivante sous l'action de certains produits microbiens.

Il ne faut pas les confondre avec les *vaccins*, constitués soit par des virus atténués, soit par des toxines modifiées, agents de l'immunité active.

Ce sont, en réalité, de véritables médicaments introduits par Behring dans la matière médicale, et comme tels ils ne peuvent être délivrés au public que par les pharmaciens. Mais, si ces derniers ont pour devoir de s'assurer de l'identité et de la pureté des médicaments qu'ils ne peuvent préparer eux-mêmes, il faut bien reconnaître que les sérums, par leur nature, échappent à leur contrôle. Il n'existe aucune réaction chimique permettant d'établir l'identité d'un sérum ou de mesurer son activité. Seule l'expérimentation sur les animaux peut fournir ces renseignements.

Aussi la préparation des sérums thérapeutiques n'est-elle pas laissée aux mains des premiers venus. Elle n'est autorisée que par un décret rendu après avis du Comité consultatif d'hygiène et de l'Académie de médecine (loi du 25 avril 1895, voir Appendice, page 149). De plus, chaque flacon doit porter la marque du lieu d'origine et la date de la fabrication.

Ainsi se trouve atténuée la responsabilité du dépositaire qui n'a aucun moyen à sa disposition pour déceler une falsification possible.

Nous aurions pu, dans ce chapitre consacré aux généralités, décrire une fois pour toutes les procédés de préparation des sérums thérapeutiques, immunisation des animaux d'épreuve, prise du sérum, etc.; mais nous avons pensé que cette technique avait sa place toute marquée après l'histoire détaillée de la toxine et de l'antitoxine tétaniques. Il en est de même de l'exposé des travaux et des théories que la question des antitoxines a fait surgir de tous côtés, car c'est surtout le tétanos qui a servi de base à ces expériences.

Nous établirons d'abord parmi les sérums thérapeutiques deux grandes divisions comprenant : la première *les Sérums antitoxiques ;* la seconde, *les Sérums anti-infectieux.*

Les sérums anti toxiques renferment une antitoxine puissante capable de neutraliser même *in vitro* des doses considérables de toxine. Ils sont actuellement au nombre de trois :

Le sérum antitétanique;
— antidiphtérique;
— antivenimeux.

Les sérums antiinfectieux sont peu antitoxiques. Ils agissent surtout en s'opposant au développement du virus vivant. Ce sont les plus nombreux. Nous étudierons spécialement :

Le sérum antistreptococcique;
— antipesteux;
— anticholérique;
— antityphique;
— antipneumonique;
— contre le rouget des porcs.

Toutefois, les travaux de Metchnikoff, Roux et Salimbeni (page 123) sur la toxine cholérique nous font espérer qu'un certain nombre de sérums classés dans le second groupe, tels que les sérums antistreptococcique, antipesteux, anticholérique, ne tarderont pas à prendre place à côté des sérums anti-toxiques.

BIBLIOGRAPHIE

(1) Duclaux. Traité de microbiologie, t. II, page 18.

(2) Pasteur. De l'atténuation des virus et de leur retour à la virulence, en collaboration avec Chamberland et Roux. *C. R. de l'Académie des sciences*, t. XCII, p. 429, 1881.

(3) H. Vincent. Sur les aptitudes pathogènes des microbes saprophytes. *Annales de l'Inst. Pasteur*, t. XII, p. 784, 1898.

(4) Metchnikoff. Études sur l'immunité. *Annales de l'Institut Pasteur*, t. III, p. 289; t. IV, p. 65 et 193; t. V, p. 465.

(5) Pfeffer [1]. La chimiotaxie chez les végétaux inférieurs. *Untersuchungen aus d. botan. Instit Tubingen*, t. I, p. 363, et t. II, p. 627.

(6) Stahl [1]. La biologie des myxomycètes. *Botan. Zeitung.*, 1884, nos 10 et 12.

(7) De Bary [1]. Vergleichende Morphologie und Biologie der Pilze : Mycetozoen und Bakterien. *Leipzig*, 1884.

(8) J. Massart et Ch. Bordet. Irritabilité des leucocytes, son rôle dans l'inflammation et la nutrition cellulaire. *Journal de la Société royale des sciences méd. et nat.*, *Bruxelles*, 1890, n° 5.

Le chimiotoxisme des leucocytes et l'infection microbienne. *Annales de l'Inst. Pasteur*, t. V, p. 417, 1891.

[1] D'après Achalme : *Immunité dans les maladies infectieuses.* Paris, 1894.

(9) GABRITCHEVSKY. Sur les propriétés chimiotactiques des leucocytes. *Annales de l'Inst. Pasteur*, t. IV, p. 346, 1890.

(10) F. LE DANTEC. Recherches sur la digestion intra-cellulaire chez les Protozoaires. *Annales de l'Institut Pasteur*, t. IV, p. 776, 1890, et t. V, p. 163, 1891.

(11) FODOR. Die Fähigkeit des Blutes Bakterien zu vernichten. *Deutch. med. Woch.*, p. 745, 1887.

(12) NUTTAL. Experimente über die backterien feindlichen Einflüsse des thierischen Körpers. *Zeitsch. f. Hygiene*, t. IV, p. 353, 1888.

(13) BUCHNER. Ueber die bakterientödtende Wirkung des zellenfreien Blutserums. Centralbl. f. Bakt., t. V, p. 817, et t. VI, p. 1, 1889.

(14) HANKIN. Ueber den Ursprung und Vorkommen von Alexinen im Organismus. *Centralblatt für Bakt.*, t. XII, nos 22, 23, p. 777, 809.

(15) KANTHACK. Immunity phagocytosis and chemotacis. *British med. Journal*, novembre 1892, d'après Metchnikoff.

(16) ROGER. Modification du sérum à la suite de l'érysipèle. *C. R. de la Société de Biologie*, 1890, p. 573.

(17) CHAUVEAU. Sur le mécanisme de l'immunité. *Annales de l'Inst. Pasteur*, t. II, p. 66, 1888.

(18) TOUSSAINT. Procédé pour la vaccination du mouton et du jeune chien. *C. R. de l'Académie des sciences*, t. XCI, p. 303, 1880.

(19) L. C. WOOLDRIDGE. Versuche über Schutzimpfung auf chemischem Wege. *Archiv für Anat. und Phys.*, 1888, p. 527.

(20) SALMON. Mémoires sur le Hog-Cholera. *Reports of the commissionner of Agriculture*, 1885-1886. Analysé in *Annales de l'Institut Pasteur*, t. II, p. 387, 1888.

(21) CHARRIN. Sur des procédés capables d'augmenter la résistance de l'organisme à l'action des microbes. *C. R. de l'Académie des sciences*, t. CV, p. 756.

(22) ROUX et CHAMBERLAND. Immunité contre la septicémie conférée par des substances solubles. *Annales de l'Institut Pasteur*, t. I, p. 561, 1887.

(23) CHANTEMESSE et WIDAL. Immunité contre le virus de la fièvre typhoïde. *Annales de l'Institut Pasteur*, t. II, p. 54, 1888.

(24) GAMALEIA. Vibrio Metchnikovi. Vaccination chimique. *Annales de l'Institut Pasteur*, t. III, p. 542, 1889.

(25) BOUCHARD. *Les microbes pathogènes*. Paris, 1892.

(26) CHARRIN et ARNAUD. Recherches chimiques et physiologiques sur les produits de sécrétion des microbes. *C. R. de l'Académie des sciences*, 1891.

(27) ROGER. Action des produits solubles du streptocoque de l'érysipèle. *C. R. de la Société de biologie*, p. 548, 1891.

(28) DENYS DE LOUVAIN. *La cellule*, 1892. Cité par Besredka, in *Annales de l'Inst. Pasteur*, 1894, p. 607.

(29) PFEIFFER. Weitere Untersuchungen über das Wesen d. Cholera immunität, und über specifische bactericide Processe. *Zeitsch. für Hygiene*, t. XVIII, 1894.

(30) J. BORDET. Les leucocytes et les propriétés actives du sérum chez les vaccinés. *Annales de l'Institut Pasteur*, t. IX, p. 462, 1895.

(31) J. Cantacuzène. Nouvelles recherches sur le mode de destruction des vibrions dans l'organisme. *Annales de l'Institut Pasteur*, t. IX, p. 369, 1895.

(32) Salimbeni. La destruction des microbes dans le tissu sous-cutané des animaux hypervaccinés. *Annales de l'Institut Pasteur*, t. XII, p. 192, 1898.

(33) Maurice Raynaud. Étude expérimentale sur le rôle du sang dans la transmission de l'immunité vaccinale. *C. R. de l'Académie des sciences*, t. LXXXIV, p. 453, 1877.

(34) Richet et Héricourt. Sur un microbe pyogène et septique et sur la vaccination contre ses effets. *C. R de l'Académie des sciences*, t. CVII, p. 748, 1888.

(35) Metchnikoff, Roux et Salimbeni. Toxine et antitoxine cholérique. *Annales de l'Institut Pasteur*, t. X, p. 257, 1896.

DEUXIÈME PARTIE

SÉRUMS ANTITOXIQUES

SÉRUM ANTITÉTANIQUE

CHAPITRE PREMIER

LE BACILLE DU TÉTANOS ET SA TOXINE

I

LE BACILLE DU TÉTANOS

C'est en 1884 que la nature parasitaire du tétanos fut démontrée pour la première fois par Carle et Rattone (1) qui rendirent des lapins tétaniques en leur inoculant du pus prélevé dans la plaie d'un individu mort du tétanos.

En 1885, Nicolaïer (2) parvint à donner le tétanos aux souris en leur introduisant sous la peau des parcelles de terre de diverses provenances. En examinant le pus qui s'était formé, il y rencontra chaque fois un bacille particulier qui ne poussait qu'en profondeur dans des tubes de sérum solidifié. Nicolaïer ne put cependant parvenir à le cultiver à l'état de pureté.

Rosenbach (3) retrouva dans le pus d'animaux tétaniques le bacille de Nicolaïer et le premier décrivit ses spores de formes si particulières.

C'est seulement en 1889 que Kitasato (4) réussit à obtenir une culture pure du bacille du tétanos en mettant à profit la résistance de ses spores à la chaleur.

Du pus suspect est ensemencé dans du bouillon et cultivé dans le vide à la température de 38°-39°. La culture est ensuite chauffée en vase clos au bain-marie à 100° pendant une ou deux minutes. La plupart des microbes étrangers sont détruits, seules les spores tétaniques résistent; celles-ci sont ensemencées dans du bouillon neuf, dans le vide, et on répète deux ou trois fois la même opération. Pour séparer le bacille de Nicolaïer des espèces anaérobies qui pourraient encore l'accompagner, on a finalement recours à des cultures sur gélatine en tubes roulés dans lesquels on fait le vide, ou bien à la technique indiquée par Vignal (5).

Caractères du bacille tétanique.

Les colonies sur gélatine du bacille tétanique apparaissent du 4e au 6e jour sous forme de petites sphères nuageuses dont la périphérie est formée de fins rayons disposés en auréole. En croissant elles rappellent assez l'image d'une moisissure. Des bulles de gaz se forment dans le voisinage des colonies. La liquéfaction de la gélatine est lente, elle ne commence que du 10e au 15e jour.

Anaérobie, le bacille tétanique peut cependant s'accommoder d'une petite quantité d'air et croître *en profondeur* dans les milieux usuels tels que le bouillon, la gélose ou la gélatine, même exposés à l'air. Mais si l'on veut obtenir des cultures florissantes et très actives, il faut de toute nécessité opérer dans le vide.

Cultivé dans le bouillon à 39°, il le trouble rapidement en dégageant de fines bulles de gaz, et la culture acquiert une odeur pénétrante toute spéciale. Sur gélose, il se développe sans caractère tranché. Il pousse à peine sur pommes de terre.

Examinée quand elle est récente, une culture ne montre que des bâtonnets réguliers de longueur variable, doués d'une légère mobilité. Mais déjà, après 36 heures, apparaissent les spores qui donnent au bacille une physionomie si caractéristique. Chaque bâtonnet en possède une à l'une de ses extrémités sous forme d'une petite sphère très réfringente, c'est ce qui l'a fait comparer avec juste raison à une épingle. Ces spores sont très résistantes. Elles peuvent être soumises en vase clos et en milieu humide, à une température de 80° pendant 6 heures, ou bien de 90° pendant deux heures, sans périr ; à la température de l'ébullition, elles ne sont détruites qu'au bout de 5 minutes environ.

Desséchées, elles conservent longtemps leur virulence, si elles sont préservées de l'action de la lumière.

Inoculation aux animaux.

Si l'on inocule une très petite quantité de culture pure du bacille tétanique dans la cuisse d'un cobaye, celui-ci, après une incubation de 10 à 20 heures, présente d'abord une contracture du membre intéressé, puis la raideur gagne l'autre patte et les membres antérieurs pour se terminer par l'éclosion des phénomènes bulbaires et par la mort, qui survient au bout de 36 à 40 heures.

Chose curieuse, les animaux ainsi inoculés ne présentent aucune lésion au point d'inoculation, leurs viscères sont légèrement congestionnés sans modifications sensibles. Enfin, s'il est extrêmement rare de retrouver au microscope le bacille ou ses spores dans la région inoculée, on n'a jamais pu le rencontrer dans le sang ou dans les viscères, même chez les animaux qui succombent rapidement.

Ces faits semblent en contradiction avec ce que montre l'expérience dans le cas de tétanos spontané, où les plaies sont purulentes et conservent, au milieu du pus, le bacille spécifique associé à d'autres espèces. Nous verrons tout à l'heure l'explication de cette anomalie apparente.

II

LA TOXINE TÉTANIQUE

Si le bacille de Nicolaïer disparaît rapidement après l'inoculation, à tel point qu'on ne peut en trouver trace dans les organes, comment peut-il provoquer les accidents que l'on connaît et qui n'éclatent que longtemps après sa disparition ? Sans doute en secrétant un poison violent qui diffuse rapidement dans l'organisme ; c'est l'idée qui devait venir naturellement aux premiers expérimentateurs. Si, à l'exemple de Knud-Faber (7), on filtre une culture de bacille tétanique sur une bougie de porcelaine, le liquide, ainsi débarrassé des bactéries, amène chez les animaux auxquels on l'inocule les mêmes accidents que la culture vivante et à des doses pour ainsi dire infinitésimales : un millième de centimètre cube peut tuer un cobaye en 3 jours. Bien mieux, une goutte du liquide filtré est injectée vers l'extrémité de la queue d'un rat, puis, au bout d'une demi-heure, on sectionne l'organe à 2 ou 3 centimètres au-dessus du point inoculé : l'animal prend cependant le tétanos.

La substance toxique contenue dans la culture possède donc à la fois une grande toxicité et une grande diffusibilité.

Lorsque ces faits furent connus, Brieger (8) en attribua la cause à des ptomaïnes formées dans les bouillons de culture. Il parvint à en extraire trois auxquelles il donna les noms de *tétanine*, *tétanotoxine*, et de *spasmotoxine*. Ces trois bases différaient entre elles par leur composition chimique et par leurs effets physiologiques.

La tétanine était un alcaloïde cristallisant dans l'alcool ; elle produisait chez les animaux les symptômes classiques du tétanos. Toutefois à la dose de 0 gr. 50 centigrammes elle était sans action sur le cobaye.

La tétanotoxine était liquide et volatile; elle occasionnait des accidents paralytiques à forte dose.

La spasmotoxine était voisine par sa composition de la cadavérine et son action était convulsivante.

Ces bases ont été retrouvées quelque temps après par Kitasato et Weyl (9), dans des cultures pures du bacille de Nicolaïer, mais, comme il est facile de le voir, aucune ne possédait la redoutable activité des cultures filtrées ; de plus, les accidents qu'elles produisaient ne rappellent que de loin ceux du tétanos. D'ailleurs Brieger, Kitasato et Weyl abandonnèrent bientôt leurs idées quand Knud-Faber (*loc. cit.*) eut démontré qu'une culture filtrée perdait ses propriétés toxiques lorsqu'elle avait été chauffée à 65° pendant seulement 5 minutes, et qu'on pouvait l'introduire impunément dans l'économie par la voie digestive. Par l'ensemble de ses propriétés, Knud-Faber rapprochait la substance toxique sécrétée par le bacille de Nicolaïer, des enzymes, des ferments solubles.

Ce fut également l'opinion de Brieger et Frankel (10), qui lui attribuèrent la constitution des matières albuminoïdes et lui donnèrent le nom de *toxalbumine.* Tizzoni et Cattani (11) essayèrent ensuite, sans y parvenir, d'isoler cette toxalbumine, mais confirmèrent les vues de leurs prédécesseurs sur sa nature diastasique.

Ce sont Vaillard et Vincent (6) qui ont fait de la toxine tétanique l'étude la plus approfondie, et c'est à leur mémoire que nous empruntons les données qui vont suivre.

Propriété de la toxine tétanique.

Ainsi que l'avait vu Knud-Faber, une culture de bacille tétanique filtrée perd ses propriétés toxiques sous l'action de la chaleur. Chauffé pendant 40 minutes à 60°, un liquide qui tuait le cobaye à la dose de 1/200 de centimètre cube ne produit ce résultat que si on en injecte un demi-centimètre cube; chauffé à 65° pendant 30 minutes, il cesse d'agir.

L'air et la lumière font baisser rapidement son pouvoir toxique : une exposition à la lumière diffuse dans un vase ayant le libre accès de l'air a rendu inoffensif en sept jours un liquide qui tuait le cobaye à la dose de 1/200 de centimètre cube. Par contre, la même toxine conservée en vase clos et à l'abri de la lumière gardait encore toutes ses propriétés au bout de quatre mois.

« Évaporé dans le vide, sur de l'acide sulfurique et à la température ordinaire, le liquide filtré laisse un résidu brun, amorphe, conservant l'odeur propre aux cultures et extrêmement toxique. L'alcool à 90° dissout une très faible quantité de ce résidu et laisse après évaporation une substance blanc grisâtre, qui exhale une odeur vireuse rappelant celle des vieilles pipes et dont une partie cristallise à l'air. La substance soluble dans l'alcool n'a pas de propriétés toxiques ».

« La partie du résidu que l'alcool n'a pas dissoute, se présente, après dessiccation, sous forme de masses amorphes, ambrées, inodores, très solubles dans l'eau. L'alcool la précipite de sa solution aqueuse sous forme de flocons grisâtres ».

La toxine tétanique dialyse avec lenteur.

Comme les diastases, elle a la propriété d'adhérer aux précipités de phosphate de chaux ou d'alumine. Ceux-ci n'entraînent qu'une partie de la substance active; néanmoins un volume du précipité encore humide, égal à celui d'une tête d'épingle, introduit sous la peau d'un cobaye, détermine un tétanos typique et mortel en 36 heures.

On a calculé que la quantité de matière organique renfermée dans un demi-milligramme de phosphate de chaux ainsi précipité et suffisant pour tuer un cobaye, était approximativement de $0^{gr},00015$.

Cette activité considérable peut être appréciée d'une autre manière. On peut préparer des bouillons de culture qui, filtrés, tuent le cobaye au millième de centimètre cube et la souris au cent-millième de centimètre cube.

Un centimètre cube de ce liquide si actif, évaporé dans le vide, donne un résidu sec de $0^{gr},040$. Soumis à la calcination, ce résidu subit une perte de $0^{gr},025$ représentant le poids de la matière organique. Si l'on admet, chose évidemment inexacte, que ces $0^{gr},025$ appartiennent intégralement à la toxine elle-même, il ressort que ce poids de matière organique permettrait de tuer 1.000 cobayes au moins ou 100.000 souris, soit pour 1 gramme : 40.000 cobayes et 400.000 souris!

Nous sommes loin, comme on le voit, des alcaloïdes les plus toxiques.

On comprend, dès lors, que la pullulation d'un microbe aussi meurtrier peut passer inaperçue, et qu'il suffit d'un très petit nombre d'individus dans la plaie pour sécréter la dose mortelle de toxine. C'est ce qui se passe, en effet, dans les inoculations expérimentales. D'où vient donc que, dans le tétanos naturel, la plaie d'introduction renferme en abondance le bacille spécifique, mélangé, il est vrai, à d'autres espèces plus ou moins banales?

III

ÉTIOLOGIE DU TÉTANOS

Les expériences remarquables de Vaillart et Vincent (6), et de Vaillart et Rouget (12) ont jeté sur l'étiologie encore obscure du tétanos un jour tout nouveau.

D'abord, ils ont démontré que les spores tétaniques privées de toxine ne germent pas quand on les inocule sous la peau d'un cobaye sain. Pour arriver à débarrasser les spores de leur toxine, ils ont eu recours au chauffage.

Contrairement à ce qu'avaient cru observer les premiers expérimentateurs, la toxine tétanique résiste même à une température de 80° pendant une heure. Elle est sans doute très affaiblie; mais, injectée à la dose de 0gr13 à un cobaye, elle provoque chez celui-ci des symptômes tétaniques graves. Or, un chauffage à 80° n'altère pas les spores, même si on maintient cette température pendant 7 ou 8 heures. Dans la pratique, 3 heures suffisent pour rendre négligeable le rôle de la toxine.

Vaillart et Rouget ont pu ainsi inoculer sous la peau des cobayes des quantités considérables de spores tétaniques débarrassées de leur toxine sans que les animaux en aient souffert.

Faut-il invoquer, pour expliquer cette immunité, une action bactéricide exercée par les humeurs? Il n'en est rien, car ces mêmes germes se développent très bien en donnant une toxine très active, non seulement dans le sérum d'un cobaye ou d'un lapin sain, mais encore dans celui d'un cobaye ou d'un lapin immunisé contre le tétanos par les procédés que nous étudierons tout à l'heure.

Si les spores sans toxine du bacille de Nicolaïer ne germent pas dans un tissu sain, c'est, répondent les auteurs, qu'elles sont englobées et détruites par les phagocytes, et ils le prouvent.

D'abord, si on examine le point d'inoculation, au bout de 24 heures, on voit qu'il est le siège d'un afflux de leucocytes et particulièrement de leucocytes polynucléaires qui renferment tous des spores (jusqu'à 30 parfois), et, si quelques-unes de celles-ci sont encore libres, elles ne tardent pas à être englobées. Plus tard, vers le quatrième ou sixième jour, les leucocytes disparaissent à leur tour et il ne reste aucune trace de l'inoculation. Mais, que l'on vienne à soustraire les spores à l'action des phagocytes, le tétanos éclate.

En effet, on sait par les travaux de Massart et Bordet que l'acide lactique est doué de chimiotaxie négative. Si on injecte une solution étendue de cet acide en même temps que les spores chauffées, l'acide lactique repoussant les leucocytes donne aux spores le temps de germer et de sécréter leur toxine, et l'animal succombe.

Il en est de même si l'on introduit ces mêmes spores mélangées à du sable stérilisé dans de petits tubes de papier à filtrer qui arrêtent, ou tout au moins qui ralentissent, l'arrivée des cellules migratrices. Ces tubes de papier sont introduits avec pureté dans la cavité péritonéale des cobayes. En l'absence de leurs ennemis naturels, les germes se développent, et, dès que la toxine est formée, elle agit à la fois en empoisonnant l'animal et en repoussant les leucocytes, car elle possède une chimiotaxie négative considérable.

Tout agent capable d'écarter les phagocytes ou de retarder leur action, favorisera l'éclosion des spores tétaniques. C'est ce qui arrive dans les associations microbiennes.

Si, à l'exemple des auteurs cités, on injecte à un cobaye des spores sans toxine mélangées à une culture de *Microbacillus prodigiosus*, l'animal prend rapidement le tétanos. L'expérience démontre que ce ne sont pas les produits solubles du microbe associé qui agissent, mais bien le microbe lui-même. « Au point inoculé s'étale un exsudat membraneux épais environné d'une large zone d'hyperhémie avec léger œdème. La pseudo-membrane est uniquement formée de leucocytes pressés qui abondent également dans les regions œdématiées. Sur toutes les préparations, outre les leucocytes, on trouve en abondance les bâtonnets du bacille tétanique en voie de multiplication. Des millions de *Microbacillus prodigiosus* ont été injectés, on n'en retrouve plus trace au point d'inoculation, sauf dans les leucocytes. N'y a-t-il pas lieu de croire que les phagocytes ont d'abord et uniquement englobé les cellules de cet agent banal, laissant aux spores du tétanos le temps de germer et aux bacilles issus de ces dernières le loisir de sécréter la toxine. Le leucocyte n'est pas guidé par un mobile conscient, mais par une véritable attraction d'ordre purement chimique ou physique; il va à ce qui l'attire le plus, et dans le cas particulier, ce n'était vraisemblablement pas l'agent pathogène. »

Une autre expérience tout aussi concluante démontre le rôle si intéressant des associations microbiennes. « Une terre est sûrement tétanigère; inoculée aux animaux, elle provoque *toujours* le tétanos. Si on la chauffe à une température qui, sans amoindrir la vitalité des spores tétaniques, suffit cependant à détruire la plupart des autres microbes ou à les affaiblir assez pour les rendre inactifs, elle perd sa virulence. Mais si, à cette terre devenue inactive, on restitue certaines espèces microbiennes qu'elle contenait auparavant (abstraction faite du bacille tétanique), on lui restitue du même coup son pouvoir tétanigère. »

Les microbes étrangers agissent soit en contrariant la phagocytose, soit en déterminant des lésions locales qui favorisent la germination des spores. L'expérience démontre que, si des spores privées de toxine sont sans effet dans les tissus d'un animal sain, il n'en est plus de même quand on les introduit dans des muscles traumatisés. Les traumatismes produisant une mortification des tissus ou un épanchement sanguin, les fractures sous-cutanées créent chez l'animal des conditions favorables à l'éclosion des spores probablement en mettant un obstacle à l'arrivée des phagocytes.

Les microbes étrangers jouent donc, comme on le voit, un rôle considérable dans l'étiologie du tétanos. Ce sont eux qui, accompagnant l'agent pathogène, lui permettent de se développer. Le plus souvent, le tétanos se déclare à la suite d'un traumatisme avec plaie, car les corps étrangers qui souillent cette plaie ont apporté à la fois et le bacille de Nicolaïer et les bactéries banales du sol. Voilà pourquoi les plaies tétaniques naturelles renferment le bacille spécifique que l'on cherche en vain dans les inoculations de laboratoire.

Les spores tétaniques sont très répandues, surtout dans la terre. Certaines régions jouissent à cet égard d'une réputation fâcheuse. Dans les régions tropicales, en Guyane, aux Antilles, au Sénégal, le tétanos est une des causes principales de la mortalité chez les indigènes, qui succombent rapidement à la suite de plaies des plus légères. Les naturels des Nouvelles-Hébrides emploient même comme poison pour leurs flèches une terre très riche en spores tétaniques, qu'ils récoltent sous les palétuviers dans des trous creusés par les crabes (13).

Les spores tétaniques se rencontrent en abondance dans le tube intestinal des herbivores et particulièrement du cheval; c'est ce qui explique la fréquence des accidents tétaniques survenant à la suite de plaies ayant eu contact, soit avec du fumier, soit avec le sol des écuries.

IV

ACTION DE LA TOXINE SUR LES ANIMAUX

Quand on injecte de la toxine tétanique à un animal, dans la cuisse par exemple, le tétanos se manifeste par une contracture du membre inoculé, mais seulement de douze à dix-huit heures après l'inoculation, jamais immédiatement, quelle que soit l'activité de la toxine. Puis, l'autre membre est atteint à son tour; plus tard, ce sont les membres antérieurs qui sont pris, et enfin éclatent les accidents bulbaires qui déterminent la mort. Il semble donc qu'il y a une sorte de période d'incubation entre le moment où la toxine est inoculée et celui où apparaissent les premiers symptômes de la maladie.

Courmont et Doyon (14) ont déduit de ce fait une théorie renouvelée d'ailleurs de celle de Sidney-Martin (15) touchant la toxine diphtérique.

Pour ces auteurs, la culture du bacille tétanique renferme une diastase, non toxique par elle-même, mais élaborant aux dépens de l'organisme une substance directement tétanisante, comparable par ses effets à la strychnine.

S'il en est ainsi, le sang ou les organes d'un animal qui vient de succomber au tétanos, devraient renfermer de la toxine vraie, toute formée et agir immédiatement sur un autre animal sans période d'inoculation. Courmont et Doyon (*loc. cit.*) ont transfusé à un chien le sang d'un autre chien en plein accès tétanique et ont observé, disent-ils, immédiatement les symptômes d'un tétanos qui se généralisait quelquefois. Blumenthal (16) aurait obtenu des faits analogues chez des souris auxquelles il avait injecté des macérations d'organes d'animaux, morts du tétanos.

Marie (17), reprenant ces expériences, a démontré que les contractures observées disparaissaient après quelques heures, ce qui écarte toute idée de contractures tétaniques ; il n'obtint que des résultats négatifs en inoculant à un cobaye, animal très sensible, 20 cc. de sang de chien atteint de convulsions tétaniques.

Pour Courmont et Doyon, leur toxine vraie existerait en abondance dans les muscles tétaniques, elle résisterait à une ébullition prolongée, tandis que les produits bacillaires deviennent inactifs après un chauffage à 65° ; enfin, elle exigerait pour se former des conditions favorables de température, ce qui expliquerait pourquoi la grenouille, réfractaire au tétanos pendant l'hiver, devient tétanique pendant l'été, après une incubation de six à huit jours.

Marie a montré que des extraits de muscles d'animal non tétanique agissent sur les grenouilles ou les souris de la même manière que l'extrait de muscles tétaniques. Les accidents produits n'ont rien de commun avec le tétanos. Il en est de même des expériences de Blumenthal qui faisait macérer dans de l'eau chloroformée, rendue très légèrement alcaline par addition de carbonate de soude, des organes d'animaux tétanique Il laissait le tout à l'étuve à 39° pendant vingt-quatre heur puis inoculait le liquide filtré à des souris ; il provoq aussi *instantanément* des accidents tétaniques et la mort venait rapidement.

D'après Marie, on obtient les mêmes symptômes en [illegible]ant par le procédé indiqué des organes sains. Il s'agit dans ces expériences de troubles produits par des agents de décomposition cellulaire qui se forment dans les tissus exposés à l'étuve après la mort, et nullement de tétanos vrai. Quant aux grenouilles, une température de 28 à 30 degrés n'est pas nécessaire pour les rendre tétaniques. Certaines espèces, particulièrement la grenouille grise, prennent facilement le tétanos à la température de 13 à 18°.

D'ailleurs, cette théorie de la production de la toxine par la réaction d'une diastase sur l'organisme, après avoir été acceptée sans contrôle par un grand nombre d'auteurs, a fini par être abandonnée par ceux-là mêmes qui l'ont créée. Elle n'était plus d'accord avec les faits que nous aurons bientôt l'occasion de rapporter.

V

QUE DEVIENT LA TOXINE TÉTANIQUE DANS L'ORGANISME DES ANIMAUX?

Si l'on injecte de la toxine tétanique *dans les veines* d'un lapin, on peut l'y retrouver pendant dix-sept heures environ. Au delà de ce temps, elle disparaît, et cependant l'animal ne prend le tétanos que le troisième jour.

Si l'inoculation s'est faite sous la peau, on pourra encore constater la présence de la toxine dans le sang après vingt-cinq heures. Knorr (18) l'a même retrouvée jusqu'à la mort de l'animal. C'est, dit Marie, que dans ce mode d'inoculation le tissu cellulaire agit à la façon d'une éponge, distribuant au sang des capillaires très lentement et pendant longtemps la toxine qu'on lui a donnée: et, chose curieuse, Marie n'a jamais pu retrouver la toxine dans les divers organes de l'animal, après que celle-ci avait disparu du sang.

Pour Marie, le poison tétanique est susceptible de suivre la voie nerveuse. Il le démontre en réséquant, chez un lapin, le deuxième nerf cervical, le plus près possible de son émergence. Quand la plaie est complètement cicatrisée, on injecte dans un des muscles de la patte paralysée, la dose minima de toxine qui donne le tétanos à un témoin de même poids. L'animal opéré ne prend pas la maladie.

Marie injecte aussi la toxine directement dans le tronc du nerf sciatique, mis à nu chez un lapin. L'animal meurt le quatrième jour d'un tétanos généralisé.

L'affinité de la toxine tétanique pour les cellules nerveuses qu'on pouvait déjà pressentir par la nature même des accidents qu'elle provoque, a été mise hors de doute par l'expérience de Wassermann et Takaki (19), qui constatèrent qu'un mélange de substance cérébrale et de toxine tétanique peut être injecté sans danger à un cobaye. Pour eux, ce résultat était dû à un soi-disant pouvoir antitoxique du cerveau; c'est la substance nerveuse qui détruisait la toxine. Nous reviendrons sur cette très intéressante expérience à propos de l'antitoxine.

Roux et Borel ont montré que dans ce cas la substance

nerveuse avait tout simplement fixé le poison tétanique en l'enlevant au liquide où il était en dissolution.

En effet, si on soumet à l'action de la turbine le mélange de toxine tétanique et de substance cérébrale préalablement broyée, le liquide se sépare en deux couches. La partie surnageante ne contient plus de toxine; celle-ci adhère aux débris de substance cérébrale à la façon d'une teinture, et si on abandonne à elle-même sous l'eau cette matière nerveuse imprégnée de toxine, elle finit, ainsi que l'a vu Danysz (34), par laisser diffuser peu à peu dans le liquide le poison qu'elle retenait.

L'affinité de la toxine pour l'élément nerveux est ainsi démontrée d'une manière très nette et permet d'expliquer très simplement la marche et l'éclosion du tétanos.

Le tétanos est un empoisonnement de certaines cellules nerveuses. « La toxine tétanique, injectée sous la peau de la patte postérieure d'un cobaye, sera fixée par les cellules de la moelle épinière après un certain nombre d'heures, au bout desquelles apparaissent les contractures. Le poison arrive à l'axe nerveux par deux voies; une partie, d'après Marie, suit directement le trajet des nerfs et c'est pour cela que, chez les animaux, la contracture commence toujours par la région où l'injection a été pratiquée; une autre partie du poison pénètre dans le sang, d'où elle est extraite par les cellules nerveuses et peut-être encore par d'autres suivant leur affinité. »

On comprend maintenant pourquoi le tétanos peut présenter des allures différentes suivant la voie de pénétration de la toxine et suivant le groupe de cellules nerveuses lésées.

Chez l'homme et chez le cheval le tétanos débute par des contractures de la mâchoire et des muscles du cou, sans affecter le membre blessé, probablement parce que les cellules du bulbe ont plus d'affinité pour la toxine tétanique que les autres cellules de l'axe nerveux. C'est ce qui rend si grave l'éclosion du tétanos chez l'homme.

Si, au lieu d'inoculer un cobaye sous la peau ou dans les veines, on lui injecte de la toxine tétanique dans le testicule, la maladie prend une allure nouvelle. Plus de contractures permanentes, mais des crises nerveuses périodiques avec des intervalles de repos; la toxine suit probablement dans ce cas la voie du grand sympathique et elle affecte des cellules nerveuses différentes. C'est également ce qui se passe chez l'homme dans les cas de tétanos d'origine interne, comme celui qui survient quelquefois à la suite d'accouchement. On a nommé ce tétanos le *tétanos viscéral*.

Si, à l'exemple de Roux et de Borel, on injecte directement la toxine dans le cerveau même de l'animal, on obtient ce qu'ils ont appelé un *tétanos psychomoteur*, dont les symptômes dépendent du territoire intoxiqué.

L'animal n'a point de contractures permanentes, mais des crises convulsives, suivies de période d'accalmie; puis, comme pris de terreur folle, il bondit et cherche à fuir. Suivant la dose, cet état peut durer quelques jours, pendant lesquels l'animal maigrit de plus en plus avant de succomber.

CHAPITRE II

L'ANTITOXINE TÉTANIQUE

I

IMMUNISATION

Dès que la nature microbienne du tétanos fut établie, on chercha naturellement les moyens de prévenir la maladie en conférant l'immunité aux animaux. Les moyens connus jusqu'alors étaient rendus insuffisants par la présence dans les cultures de la toxine dont nous venons de parler. Il fallait trouver autre chose; il fallait avant tout agir sur la toxine.

En décembre 1890, Behring et Kitosato (21 et 22) annonçaient qu'ils étaient parvenus à conférer l'immunité au lapin, contre le tétanos, par inoculation de cultures en bouillon, suivies d'injections de trichlorure d'iode. « La méthode de ces auteurs ne donnait l'immunité qu'à 40 % des animaux, et la grande mortalité qu'elle entraînait exigeait la recherche de méthodes plus parfaites, reposant sur des bases pratiques. »

En juin 1891, Vaillard (23) se servit de la toxine elle-même chauffée vers 60°. « A trois jours d'intervalle, on injecte dans une veine de l'oreille d'un lapin deux doses de 10cc d'une culture filtrée et chauffée pendant une heure à 60°. Cinq jours après, on injecte 10cc de la même culture, mais chauffée pendant une heure à 55°, enfin, après un nouveau délai de cinq jours, 10cc de la culture chauffée une heure à 50°. » Puis on renforce l'état réfractaire en injectant dans les veines de l'animal, tous les huit ou dix jours, des quantités croissantes de cultures filtrées et non chauffées, c'est-à-dire douées de toute leur toxicité. On obtenait ainsi une immunité durable.

Brieger, Kitasato et Wassermann (24) utilisèrent la curieuse propriété que possède l'extrait de thymus de modifier la toxine pour la rendre vaccinante, et ils réussirent à immuniser des lapins et des souris en leur injectant des cultures tétaniques filtrées, préalablement mélangées à de la macération de thymus.

Mais le procédé le plus simple et le plus pratique consiste à employer la toxine modifiée par l'iode, procédé indiqué par E. Roux (25) dans son discours sur l'Immunité au Congrès de Londres. « L'iode, à faible dose, neutralise ou modifie instantanément le poison tétanique. Si, à 0cc,5 d'une culture filtrée dont 1/6000 de centimètres cubes suffit pour tuer un cobaye adulte, on ajoute un égal volume d'eau iodée à 1/500, on peut, immédiatement après, injecter la totalité du mélange sous la peau d'un jeune cobaye sans déterminer le moindre symptôme tétanique. De même, aucun accident ne succède à l'injection dans les veines du lapin de quantités relativement grandes de cultures filtrées, additionnées d'eau iodée. Après quelques injections de ce genre, comportant des doses croissantes de culture, les animaux acquièrent l'immunité [1]. »

Enfin, signalons, pour terminer, une méthode d'immunisation due à Vaillard (26) et qu'on pourrait appeler vaccination microbienne. Elle consiste à inoculer dans le tissu conjonctif de la queue ou du tronc du lapin des quantités très faibles de cultures non atténuées de bacille tétanique, additionnées d'acide lactique. Cette méthode ne peut être employée que chez des animaux relativement peu sensibles au virus tétanique, tels que le lapin; elle devient dangereuse et plus difficile chez le rat et chez le cobaye.

Propriétés antitoxiques du Sérum.

Mais tous ces procédés d'immunisation n'auraient vraisemblablement pas trouvé d'application dans la pratique sans l'importante découverte de Behring et Kitasato.

En même temps qu'à l'aide du trichlorure d'iode, Behring et Kitasato (27) rendaient les lapins réfractaires au tétanos, ils constataient que le sang des animaux, ainsi immunisés, jouissaient de la propriété de détruire la toxine tétanique.

[1] Vaillard. Sur quelques points concernant l'immunité contre le tétanos (*Annales de l'Institut Pasteur* 1892, p. 220).

Cette découverte, d'une importance capitale, est l'origine de la Sérothérapie.

Le sang d'un lapin vacciné contre le tétanos injecté à des souris à la dose de $0^{cc},2$ à $0^{cc},5$, dans la cavité péritonéale, les protégeait contre une dose sûrement mortelle de culture virulente.

Au lieu de se servir du sang lui-même, ils le laissèrent se coaguler spontanément et se servirent du sérum, qui leur donna les mêmes résultats.

Bien mieux, en ajoutant ce sérum à une culture filtrée de bacille tétanique, ils constatèrent que le mélange était devenu inoffensif pour les souris; la toxine avait été comme détruite par le sérum du lapin vacciné.

De l'ensemble de leurs expériences, Behring et Kitasato tirèrent les conclusions suivantes :

« Le sang d'un animal réfractaire au tétanos est capable de détruire les toxines du tétanos.

« Il possède cette propriété, même en dehors des vaisseaux; c'est dans le sérum qu'elle réside et non dans les éléments figurés du sang.

« Cette propriété est si durable qu'elle persiste même après la transfusion dans l'organisme d'autres animaux; de sorte que l'on peut obtenir des effets thérapeutiques remarquables en injectant le sérum en question.

« Cette propriété manque dans le sang d'animaux non réfractaires. »

Une nouvelle méthode d'immunisation était créée. L'animal qui avait reçu le sérum d'un autre sujet vacciné devenait lui-même réfractaire, non seulement au virus vivant, mais aussi à sa toxine. On reconnut bientôt que cette immunité acquise, pour ainsi dire instantanément, sans réaction de l'organisme, était passagère. Au bout d'un temps assez court, elle disparaissait. On ne pouvait donc la comparer à celle qui était obtenue par l'inoculation de virus vivant ou atténué, immunité plus longue à acquérir, mais aussi plus solide et qu'on désigne sous le nom d'immunité *active*.

L'expérience démontre aussi que la propriété que possède le sérum d'un animal immunisé, de détruire la toxine tétanique, est une propriété pour ainsi dire artificielle. Le sérum d'un animal naturellement réfractaire n'est pas antitoxique, il ne le devient qu'après injection de toxine tétanique. Tel est le cas de la poule. La poule est naturellement réfractaire au tétanos, et son sang n'exerce aucune action sur la toxine tétanique. Mais, si on lui injecte dans le péritoine 30 à 40 centigrammes de toxine tétanique, celle-ci, après avoir circulé dans les vaisseaux pendant plusieurs jours, disparaît peu à peu, et au bout de quatorze jours, le sérum de la poule manifeste un énergique pouvoir antitoxique.

Bien plus, le sérum d'un animal vacciné peut servir de culture au bacille spécifique ou à ses spores sans que leur virulence en soit atténuée.

On est donc arrivé ainsi à la conception d'une substance chimique antitoxique, créée sous l'influence de la toxine et à laquelle on a donné par opposition le nom d'*antitoxine*, quoique l'on ne sache presque rien sur sa nature. Cette antitoxine s'accumule dans le sang des animaux vaccinés en raison de la quantité de toxine qu'ils reçoivent et, comme, au moment de la découverte de Behring, on était déjà arrivé à obtenir des toxines d'une activité considérable, on parvint rapidement à créer des sérums d'un pouvoir antitoxique très puissant.

On s'adressa d'abord aux animaux de laboratoire, lapins et chiens; mais la quantité de sérum qu'ils peuvent fournir est toujours faible, et on ne peut, sans danger, les soumettre à des saignées fréquentes; aussi eut-on recours bientôt au cheval qui peut donner des quantités relativement considérables de sérum sans en être incommodé.

Nous avons énuméré plus haut les divers procédés employés pour conférer l'immunité; tous sont applicables au cheval, mais c'est surtout aux toxines iodées qu'on s'adresse de préférence. En Allemagne, Behring emploie la toxine mélangée au trichlorure d'iode; en France, Roux et Vaillard remplacent le trichlorure d'iode par la solution iodo-iodurée de Gram.

Sans entrer, pour l'instant, dans des détails de technique que l'on trouvera exposés plus loin, nous dirons que le procédé général consiste à inoculer d'abord à l'animal une dose de toxine mélangée d'une quantité de solution iodée suffisante pour la rendre inoffensive.

Quelques jours après, on répète cette injection en diminuant la quantité d'iode, et on continue ainsi de manière à arriver graduellement à inoculer de la toxine pure. A partir de ce moment, l'animal peut supporter des doses croissantes de toxine, et son sang acquiert un pouvoir antitoxique qui va en augmentant et peut atteindre un degré qui dépasse l'imagination. C'est ainsi que le sérum livré par l'Institut Pasteur est actif au milliardième, c'est-à-dire qu'il suffit d'injecter à une souris une quantité de ce sérum égale à 1/1,000,000,000 de son poids pour la préserver contre la dose mortelle de toxine.

Un cheval ainsi traité conserve son immunité pendant longtemps (plus de deux ans); mais le pouvoir antitoxique de son sang baisse dès qu'on interrompt les injections de toxine. Il faut donc renouveler celles-ci de temps en temps pour maintenir le sérum actif.

Action du sérum antitétanique.

Le sérum antitétanique, ainsi que l'avaient vu Behring et Kitasato, exerce son action aussi bien *in vitro* que dans l'organisme. Mélangé à la toxine, il la rend inoffensive; inoculé à un animal, il le protège contre le virus vivant et contre la toxine. Ces deux actions sont cependant distinctes. Le même volume de sérum qui neutralise une dose mortelle de toxine *in vitro* est généralement impuissant à protéger un animal contre la même quantité de poison inoculée sous la peau.

Il y a donc lieu de distinguer entre le pouvoir antitoxique et le pouvoir préventif d'un sérum.

Dans la pratique, c'est surtout ce dernier qu'il importe de connaître.

L'immunité conférée aux animaux par le sérum est acquise immédiatement, elle est proportionnelle à la dose injectée; mais elle ne dure pas, elle disparaît au bout de deux à six semaines.

Dans leurs premières communications, Behring et Kitasato avaient attribué au sérum antitétanique des propriétés curatives.

Il fallut bientôt reconnaître que, si le sérum était puissamment préventif, il ne pouvait rien contre le tétanos déclaré.

Les quelques succès qu'on obtint, aussi bien chez l'homme

que chez les animaux, n'étaient dus qu'au peu de gravité de la maladie, qui aurait sans doute guéri sans le secours du sérum; car, dans tous les cas graves, alors même qu'on intervenait au début des premiers symptômes, la mort survenait toujours.

Encore aujourd'hui que le sérum atteint un pouvoir préventif et antitoxique considérable, il n'en reste pas moins purement préventif et *seulement préventif*. Nous verrons bientôt pourquoi.

II

L'ANTITOXINE TÉTANIQUE

Tout ce que l'on sait sur la nature intime de l'antitoxine, c'est que, comme la toxine, elle semble appartenir au groupe des diastases.

Elle en a les propriétés générales : elle est altérée par la chaleur, précipitée par l'alcool et par le sulfate d'ammoniaque; enfin elle agit à des doses impondérables.

L'expérience a montré en outre qu'elle existe surtout dans le sang, ou pour mieux dire dans le sérum, le caillot n'en renfermant pas; on l'a retrouvée aussi en abondance dans la sérosité d'œdèmes provoqués et dans le lait. Par contre, l'humeur aqueuse, l'urine et la salive des animaux, même hypervaccinés, n'en contiennent que très peu.

L'antitoxine est-elle un dérivé de la toxine, est-elle due à une transformation de celle-ci?

Ce n'est pas l'opinion de Roux. « Car, dit-il, on peut retirer en peu de temps à un lapin vacciné contre le tétanos un volume de sang égal au volume total de celui qui circule dans son corps, sans que le pouvoir antitoxique du sérum baisse sensiblement. L'antitoxine se reproduit donc au fur et à mesure qu'on la puise. »

D'autre part, la manière de donner la toxine a une influence sur la quantité d'antitoxine produite. Un même volume de toxine injectée par petites doses répétées produira un sérum beaucoup plus actif que si on avait procédé par doses massives espacées. Il n'y a donc pas proportionnalité entre la quantité de toxine introduite dans un animal et la quantité d'antitoxine qu'il produit.

Comment agit l'antitoxine.

Son action sur la toxine semble instantanée. Qu'on mélange dans un verre à expérience le sang d'un animal immunisé avec une culture filtrée et très active de tétanos, aussitôt le mélange peut être injecté à un animal neuf sans danger d'intoxication. Il semble qu'il y a eu là une sorte de neutralisation analogue à l'action d'un acide sur une base ou réciproquement.

Il n'en est rien. Car un semblable mélange, inoffensif pour un animal donné, un cobaye par exemple, fera périr une souris, ou bien, sans action à la dose de 1[cc], donnera le tétanos si on en injecte une dose triple.

La toxine existe donc *à côté* de l'antitoxine. Une autre preuve est tirée de l'étude des sérums antivenimeux (page 97).

MM. Calmette, Phisalix et Bertrand ont montré que le sérum des animaux immunisés contre le venin des serpents est antivenimeux. Il neutralise le venin *in vitro* comme le sérum antitétanique neutralise la toxine tétanique; mais, tandis que le venin peut supporter une température de 70° sans s'altérer, l'antitoxine, au contraire, est détruite à cette température. Il en résulte que, si l'on chauffe à 70° un mélange de venin et de son antitoxine, on lui rend toute sa toxicité. « La chaleur agit donc sur le mélange des deux substances comme si chacune était seule. »

Puisque l'antitoxine ne détruit pas la toxine et puisqu'elle existe à côté d'elle dans le mélange, en conservant son individualité, c'est donc qu'elle insensibilise la cellule nerveuse contre l'action de la toxine. Nous verrons tout à l'heure qu'il n'en est rien non plus. Contentons-nous de dire pour l'instant : l'antitoxine agit comme si elle neutralisait la toxine.

L'antitoxine, avons-nous dit, n'apparaît que dans le sang des animaux qui ont reçu la toxine, et elle ne semble pas être une modification de cette dernière; peut-être est-elle sécrétée par certaines cellules de l'organisme sous l'action stimulante du poison? Ici encore nous ne pouvons que poser la question, et cependant ce ne sont pas les recherches qui ont manqué pour la résoudre.

Metchnikoff (28) a étudié la formation de l'antitoxine dans la série animale.

Chez les Invertébrés tels que le scorpion, la toxine tétanique injectée dans le sang passe assez rapidement dans le foie sans que le sang présente la moindre trace de pouvoir antitoxique.

Chez les Vertébrés à sang froid tels que la carpe, la grenouille, l'axolotl, la toxine se conserve dans le sang pendant des mois sans perdre de son pouvoir, à condition de maintenir ces animaux à basse température. Il en est ainsi des tortues, même quand on les maintient à une température comprise entre 30° et 37°.

Mais, chez les crocodiles placés dans une enceinte dont la température est supérieure à 30°, le sang présente une réaction antitoxique manifeste, quoiqu'ils soient tout à fait insensibles à de fortes doses de toxine, et cette manifestation n'apparaît qu'au bout d'un certain temps après l'injection de la toxine.

C'est là d'ailleurs un fait constant. Le sang d'un animal réfractaire au tétanos, la poule, par exemple, conserve la toxine tétanique pendant un temps assez long, puis la toxicité de ce sang disparaît en même temps que se manifeste la propriété antitoxique. Metchnikoff arrive à cette conclusion que l'antitoxine n'existe que dans le sang, et qu'elle n'est produite que dans le sang, sans toutefois se prononcer sur le mécanisme de cette production, ni sur la nature des éléments cellulaires qui y participent.

Théorie d'Ehrlich.

Pour expliquer la formation d'antitoxine sous l'influence de la toxine, Ehrlich propose une théorie que nous allons essayer de résumer.

Ehrlich part de ce principe qu'un organisme est impuissant à produire de toutes pièces une substance entièrement nouvelle pour lui, quelles que soient les conditions dans lesquelles il puisse se trouver; qu'il ne peut en somme, pour se défendre contre les produits nocifs venus de l'extérieur, que reproduire d'une façon plus ou moins abondante les substances faisant partie de la constitution normale de ses cellules.

L'antitoxine que l'on trouve dans le sang des animaux immunisés, ne serait donc qu'un produit normal de l'organisme. Pour Ehrlich, cette antitoxine existe toute formée dans le protoplasma de la cellule nerveuse où elle constitue un groupement moléculaire particulier qu'il nomme *chaîne latérale* (*Seitenkette*), parce qu'il peut, à certain moment, se détacher du groupement fondamental du protoplasma cellulaire. De même, en chimie organique, les corps de la série cyclique présentent des chaînes latérales qui peuvent prendre part à certaines réactions et être plus ou moins modifiées pendant que le noyau benzénique ou autre reste inattaqué. Ces chaînes latérales d'Ehrlich possèdent la propriété spécifique d'attirer les toxines et d'être détruites par elles.

Mais l'antitoxine partiellement détruite par une dose non mortelle — dose immunisante — de toxine se régénère bientôt, non seulement en quantité égale à celle qui a été détruite, mais en quantité plus grande, comme si la cellule, se souvenant du danger couru, voulait mieux s'armer contre un danger nouveau. De sorte que des injections répétées de toxine à dose immunisante auraient pour effet d'exciter cette reproduction des groupements antitoxiques qui, devenant trop abondants pour la vie normale de la cellule, seraient versés dans la circulation et constitueraient l'antitoxine qu'on rencontre dans le sang.

Cette théorie rencontra de suite des adeptes en Allemagne. Mais il est probable qu'elle aurait eu le sort de toutes les théories qui ne s'appuient sur aucun fait solide si elle n'avait servi de point de départ aux recherches de Wassermann et de Takaki (19) que nous allons exposer.

Expériences de Wassermann et Takaki.

Si, d'après Ehrlich, la cellule nerveuse est créatrice d'antitoxine, on devra obtenir une neutralisation de la toxine en ajoutant à celle-ci de la substance cérébrale ou médullaire; et ils firent l'expérience suivante :

Une émulsion de moelle ou de cerveau de cobaye est mélangée à une dose mortelle de toxine tétanique, le tout est injecté à une souris qui reste en bonne santé. La substance nerveuse s'est donc comportée comme si elle eût été douée de propriétés antitoxiques. Ainsi se trouvait vérifiée l'hypothèse d'Ehrlich.

Cette expérience, publiée au commencement de 1898, eut un grand retentissement ; mais elle ne fut pas acceptée sans contrôle en France, où Metchnikoff et Marie d'une part, Roux et Borel de l'autre, la réduisirent bientôt à sa juste valeur.

Metchnikoff (30) constate d'abord que le cerveau des animaux très sensibles au tétanos agit rapidement sur la toxine, tandis que celui des animaux naturellement réfractaires, comme la poule, n'exerce qu'une action nulle ou à peine appréciable.

C'est le contraire de ce qui devrait avoir lieu si l'immunité naturelle était due à une propriété antitoxique des centres nerveux. De son côté, Marie (31) protège des lapins contre le tétanos en ajoutant à une dose mortelle de toxine une parcelle de leur propre cerveau.

Bien plus, le cerveau d'un animal mort du tétanos présente néanmoins des propriétés antitoxiques, tandis que celui d'animaux immunisés n'acquiert aucun accroissement de son pouvoir antitoxique.

Marie démontre que le contact immédiat entre la toxine et la substance cérébrale est indispensable pour qu'il y ait neutralisation. Si on injecte à un animal de la toxine tétanique en un point et une émulsion de cerveau en un autre, il prendra le tétanos quelle que soit la quantité de substance nerveuse injectée, même si l'injection est faite vingt-quatre heures d'avance.

C'est alors que Roux et Borel eurent l'idée de porter la toxine dans le cerveau même des animaux et ils déterminèrent chaque fois ce tétanos cérébral psycho-moteur dont nous avons parlé plus haut. (Voir page 38.) « Ce fait suffirait à renverser l'opinion de Wassermann sur l'existence d'une antitoxine tétanique dans le cerveau normal. Comment admettre cette antitoxine qui n'agit pas même dans le lieu où elle se produirait? »

En réalité, dans l'expérience de Wassermann, la toxine n'est pas détruite par la substance nerveuse, mais fixée par elle par suite de la grande affinité que ces deux corps possèdent l'un pour l'autre.

Introduite en cet état sous la peau des animaux, elle devient la proie des phagocytes qui la détruisent en même temps que les débris nerveux qui lui servent de support, ainsi que le démontre l'expérience qui suit :

Metchnikoff injecte dans la chambre antérieure de l'œil d'un lapin quelques gouttes de toxine tétanique ; l'œil conserve son état normal ou à peu près et l'animal meurt du tétanos. Puis il injecte dans l'œil d'un autre lapin la même dose de toxine préalablement mélangée avec une émulsion de substance cérébrale. Il se produit une inflammation considérable et un afflux de leucocytes qui s'emparent des particules de substance nerveuse chargées de toxine et le lapin ne meurt pas.

La toxine n'est pas détruite, avons-nous dit, par son mélange avec la matière nerveuse. En effet, si on abandonne sous l'eau cette matière nerveuse imprégnée de toxine, l'eau se charge peu à peu de toxine à mesure que celle-ci abandonne les cellules nerveuses, ainsi que l'a montré Danysz (34).

Les inoculations intra-cérébrales de Roux et Borel les mirent bientôt sur la voie de nouveaux faits très intéressants au point de vue de la question de l'immunité.

Un animal qui a reçu du sérum antitétanique et qui résiste à des doses plusieurs fois mortelles de toxine tétanique injectée soit sous la peau, soit dans les muscles, soit dans les veines, périt si on lui injecte directement dans le cerveau une dose de toxine bien inférieure à la dose mortelle : à la condition toutefois qu'il ne se produise aucune hémorragie pendant l'opération : sinon, le sang très antitoxique de l'animal, venant au contact de la toxine, en annulerait les effets.

Voici donc un animal dont le sang charrie une quantité considérable d'antitoxine et dont cependant le cerveau et la moelle restent sensibles à la toxine.

Il faut donc admettre que l'antitoxine demeure dans le sang sans pouvoir parvenir aux cellules nerveuses. Car, si elle les atteignait, celles-ci à leur tour seraient protégées contre le poison tétanique et nous venons de voir qu'il n'en est rien. Peut-être l'obstacle qui s'oppose à cette pénétration de l'antitoxine dans les centres nerveux est-il constitué par l'endothélium des vaisseaux qui les parcourent, imperméable à l'antitoxine, ou bien celle-ci est-elle maintenue dans les vaisseaux par une affinité spéciale pour certains groupes cellulaires à l'opposé de la toxine dont on connait la préférence pour les cellules nerveuses.

Ainsi s'explique pourquoi le sérum antitétanique est impuissant à arrêter un tétanos déclaré. La toxine qui a pénétré dans les centres nerveux et qui s'est fixée sur certaines cellules ne peut être atteinte par l'antitoxine qui reste dans le sang. Au contraire, si la toxine est injectée après l'antitoxine ou en même temps qu'elle, ces deux substances se rencontrent dans les vaisseaux et se neutralisent.

Dans l'expérience que nous venons d'exposer, l'animal avait été immunisé par un sérum antitoxique, immunisation rapide mais passagère. Les choses se passeront-elles de la même manière chez un animal immunisé par des inoculations répétées et graduellement croissantes de toxine et dont le sang est puissamment antitoxique? Si l'antitoxine toute formée qu'on introduit dans la circulation par injection de sérum antitétanique ne pénètre pas jusqu'au cerveau, peut-être la toxine introduite à faible dose et qui provoque la formation d'antitoxine donnera-t-elle naissance à cette antitoxine dans la matière nerveuse centrale même qu'elle peut atteindre?

Il n'en est rien. Roux et Borel ont donné le tétanos cérébral à des lapins ainsi immunisés (immunité active d'Ehrlich) en leur injectant de la toxine directement dans le cerveau.

Il en est de même si on s'adresse à des animaux naturellement réfractaires, comme la poule par exemple. Du reste, Roux et Borel ne s'en sont pas tenus à la toxine tétanique; ils ont répété les mêmes expériences, suivies des mêmes résultats, avec la toxine diphtérique. Le rat, insensible à l'action de cette dernière quand on l'introduit sous la peau, périt avec une dose très faible quand on la porte directement dans le cerveau.

Deux faits importants découlent de ces expériences. Le premier, c'est qu'on ne peut considérer l'immunité naturelle dans le tétanos ou la diphtérie comme une insensibilité des cellules nerveuses à la toxine, ni l'immunité acquise comme leur accoutumance à cette même toxine; le second, c'est que, contrairement à l'opinion d'Ehrlich, l'antitoxine ne saurait être élaborée par les centres nerveux, mais bien dans les vaisseaux qu'elle ne peut franchir.

Guérison du tétanos déclaré.

Le sérum antitétanique est impuissant à enrayer le tétanos déclaré, nous savons maintenant pour quelle raison : l'antitoxine ne peut neutraliser que le poison existant dans la circulation, elle ne peut atteindre celui qui imprègne déjà les cellules nerveuses et qui a commencé son œuvre.

Roux et Borel ont pensé qu'en faisant pénétrer l'antitoxine dans les centres nerveux mêmes, ils pourraient protéger ainsi les parties vitales de la moelle avant qu'elles soient atteintes.

Ils ont donc institué l'expérience suivante :

« Vingt cobayes reçoivent, sous la peau d'une patte de derrière, la dose mortelle de toxine tétanique. Dix-huit heures après l'inoculation apparaît le premier symptôme, c'est-à-dire la raideur de la patte. Six heures plus tard, un premier lot d'animaux reçoit quatre gouttes de sérum antitétanique dans les deux hémisphères cérébraux, en même temps qu'un lot égal de témoins reçoit cinq centimètres cubes sous la peau. Après de nouveaux intervalles de huit et de douze heures, on fait encore de nouveaux lots d'animaux, injectés les uns sous la peau, les autres dans le cerveau. Soixante-douze heures après le début de l'expérience, tous les témoins, c'est-à-dire tous les animaux qui ont reçu du sérum sous la peau ou qui n'en ont pas reçu du tout, ont succombé, ceux-ci aussi vite que ceux-là, résultat conforme à ce qu'on savait déjà et qui prouve une fois de plus que le sérum antitétanique administré sous la peau n'exerce aucune action curative.

Au contraire, chez tous les cobayes qui ont reçu le même sérum dans le cerveau, la maladie a été enrayée au point précis où elle se trouvait au moment de l'injection : ces animaux ont tous survécu, mais en conservant leurs contractures qui persisteront encore quelques semaines, puis disparaîtront à leur tour par un phénomène de réparation, de cicatrisation, pour ainsi dire, indépendant de l'action de l'antitoxine[1].

C'est le premier exemple de tétanos déclaré guéri par l'intervention du sérum antitoxique.

1 REPIN. *Revue générale des Sciences*, 1898, page 323.

Mais, si l'antitoxine portée directement dans le cerveau protège la moelle supérieure alors que la moelle inférieure est déjà atteinte, il ne faut pas oublier qu'elle ne défait pas les lésions accomplies et que, si l'empoisonnement des parties supérieures de la moelle est fait, la mort ne sera pas évitée.

Ainsi s'expliquent les insuccès que cette nouvelle méthode a donnés quand on l'a appliquée à l'homme. Chez l'homme, en effet, le tétanos débute par des accidents bulbaires : ce sont donc les cellules du bulbe qui sont prises les premières; aussi l'injection intra-cérébrale d'antitoxine intervient-elle généralement trop tard.

CHAPITRE III

PRÉPARATION DU SÉRUM ANTITÉTANIQUE

1° Préparation de la toxine

Le milieu de culture employé est du bouillon de bœuf peptonisé additionné de 1/2 % de gélatine ; on l'ensemence avec un bacille récemment isolé et on fait le vide dans les ballons. Au bout de deux ou trois semaines de séjour à l'étuve à 37°, on le filtre sur une bougie de porcelaine.

C'est cette culture débarrassée des microbes qui constitue la toxine d'épreuve. Elle est extrêmement active puisque 1/1000e de centimètre cube suffit la plupart du temps à tuer une souris.

2° Choix de l'animal

L'animal de choix est le cheval, parce qu'il supporte la toxine beaucoup mieux que les autres espèces et qu'on peut lui soustraire des quantités de sang considérables sans inconvénient, enfin parce qu'il a été reconnu que son sérum est inoffensif pour l'homme, même à forte dose.

Les chevaux qui servent aux expériences, à l'Institut Pasteur de Paris, sont des chevaux de fiacre de 6 à 9 ans n'ayant aucune tare organique, mais rendus impropres à un service actif par des tares aux membres.

On commence par les soumettre à l'épreuve de la malléine pour s'assurer qu'ils n'ont aucune lésion morveuse; puis, quelques jours après, on procède à la première inoculation de toxine iodée.

3° Immunisation du cheval

Le premier jour on injecte sous la peau de l'encolure, à l'aide d'une seringue stérilisée, un demi-centimètre cube d'un mélange à parties égales de toxine tétanique et de solution de Gram.

La solution de Gram qu'on appelle aussi solution de Lugol a pour formule :

Iode	1	gramme.
Iodure de potassium..............	2	—
Eau distillée....................	300	—

Quatre jours après, on injecte $2^{cc},5$ du même mélange et l'on augmente ainsi progressivement la dose jusqu'au 12e jour où l'animal reçoit 5^{cc}.

Le 17e jour, la toxine est mélangée avec la moitié seulement de son volume de solution iodurée et on en injecte 10^{cc}. Puis on diminue peu à peu la quantité de solution de Gram jusqu'au jour où l'animal reçoit 10^{cc} de toxine pure (le 35e jour).

A partir de ce moment on procède à des injections espacées de deux ou trois jours, en augmentant graduellement la dose de toxine pure. Ces injections sont faites alternativement dans la veine jugulaire et sous la peau. On arrive ainsi à lui inoculer d'un coup 150^{cc} de toxine pure (72e jour). L'animal présente alors une réaction intense : sudation rapide et abondante, coliques, diarrhée, élévation de température (39°); mais le soir tout a disparu.

Le sérum recueilli cinq jours après cette épreuve possède déjà un pouvoir immunisant égal à 1 million. Nous verrons tout à l'heure la signification de ce terme.

On peut, en continuant ainsi les injections de toxine, exalter à l'infini le pouvoir antitoxique et immunisant du sérum. L'Institut Pasteur délivre couramment un sérum antitétanique dont le pouvoir antitoxique est de 1.000.000.000 (1 milliard).

Mais, pour qu'un animal fournisse du sérum d'une activité constante, il est nécessaire d'entretenir la production de l'antitoxine par des injections répétées et périodiques de toxine, sinon le pouvoir antitoxique baisse rapidement.

Il est important aussi de ne pas saigner l'animal aussitôt après l'injection de la toxine, car il faut un certain temps à celle-ci pour disparaître de l'organisme et l'on risquerait fort d'avoir un sérum qui contiendrait un excès de toxine.

On laisse donc le cheval se reposer pendant vingt jours avant de procéder à la saignée.

4° Prise du sang

Les instruments nécessaires à cette opération sont :

1° Un tord-nez destiné à maintenir le cheval en repos;

2° Une lancette stérilisée;

3° Un tube de caoutchouc, d'un mètre de long, muni à l'une de ses extrémités d'un ajutage métallique s'enfonçant exactement dans la canule d'un trocart, et à l'autre d'un tube de verre de 20 centimètres de long et taillé en biseau. Le tout stérilisé.

4° Un trocart muni de sa canule;

5° Un bocal cylindrique d'une contenance de deux litres environ, recouvert d'un double capuchon de papier fixé par une ficelle, et stérilisé à l'autoclave;

6° Une pince à forcipressure;

7° Une vanette remplie d'avoine.

L'animal, à jeun depuis le matin, est amené dans une salle spéciale et maintenu par un homme à l'aide du tord-nez.

La prise du sang se fait dans la veine jugulaire. Celle-ci se trouve située le long du cou et placée directement sous la peau dans une dépression musculaire appelée gouttière jugulaire.

On exerce avec la main une pression sur le tiers inférieur de cette gouttière, de manière à amener le gonflement de la veine qui fait bientôt saillie sous la peau et marque ainsi nettement sa place. On lave la peau avec une solution de lysol. L'opérateur, tenant alors la lancette de la main droite, s'il s'agit de la jugulaire droite, soulève un peu la peau avec la main gauche à la partie supérieure du tiers moyen de la veine, et il ponctionne la peau sans toucher à la veine.

S'armant avec la même main du trocart muni de sa canule, il enfonce l'extrémité de celui-ci dans la petite plaie qu'il vient de faire en tenant vers le haut la poignée du trocart. Il ponctionne ensuite la veine à un centimètre environ au-dessous de l'ouverture, de façon que les deux orifices ne coïncident pas. L'opérateur s'aperçoit qu'il est dans la veine quand il sent une légère résistance vaincue; en retirant le trocart de la canule, le sang d'ailleurs doit jaillir.

Ceci fait, un aide tend à l'opérateur le tube de caoutchouc muni d'une pince à sa partie moyenne. La canule étant maintenue dans la veine, un autre aide enlève la pointe du trocart, le sang jaillit ; l'opérateur adapte sur la canule l'ajutage du tube de caoutchouc, puis il plonge le tube de verre qui termine l'autre portion dans le vase cylindrique, à travers le premier capuchon de papier. La seconde feuille de papier sert alors à recouvrir le tout, tube et verre. On enlève la pince et le sang coule dans le bocal quelques instants après. Pendant ce temps, on enlève au cheval son tord-nez et on le fait manger ; les mouvements de déglutition activent l'arrivée du sang dans la jugulaire.

Quand le bocal est rempli, on place la pince sur le tube de caoutchouc, on enlève le tube de verre du bocal, puis rapidement la canule de la veine. On lave au lysol la petite plaie extérieure et on reconduit le cheval à l'écurie.

Le bocal rempli de sang est recouvert de son deuxième capuchon de papier et placé dans un endroit sec.

Au bout de vingt-quatre à quarante-huit heures, après que le caillot fibrineux s'est formé, entraînant avec lui les globules rouges, on le transvase aseptiquement dans une allonge spéciale stérilisée, munie d'un système qui permet le remplissage des flacons destinés à la vente. Ceux-ci ont une contenance de 10cc. Ils sont stérilisés et munis d'un bouchon de caoutchouc rouge. Quand ils sont remplis, on les recouvre d'une capsule d'étain ficelée et plombée.

On les laisse ensuite pendant plusieurs jours à l'étuve à 37° pour éliminer ceux qui se troublent, c'est-à-dire ceux qui ont été contaminés accidentellement par des germes étrangers.

5° Conservation du sérum

Le sérum antitétanique, comme tous les sérums antitoxiques, doit être conservé à l'abri de l'air, c'est-à-dire dans des flacons entièrement remplis et bien bouchés, et dans l'obscurité.

Pour empêcher le développement de micro-organismes ou de moisissures qui pourraient s'y introduire, malgré les précautions prises, on l'additionne dans certains pays d'une petite quantité d'antiseptique.

En Allemagne, on emploie l'acide phénique à la dose de 0,5 %, ou encore le formol.

A l'Institut Pasteur, on se contentait, autrefois, d'introduire dans chaque flacon un petit fragment de camphre fondu. Maintenant, on a supprimé tout antiseptique et remplacé cette manipulation par la pasteurisation des sérums.

Les flacons remplis et bouchés sont maintenus trois fois de suite à deux jours d'intervalle à une température de 56° pendant une heure.

On avait conseillé aussi de filtrer le sérum sur des bougies de porcelaine, mais c'est là un mauvais moyen qui lui enlève une partie de son activité.

Le sérum, préparé comme nous venons de le dire, peut se conserver pendant un temps très long sans présenter d'autres changements qu'un léger dépôt dû à de minces flocons fibrineux. Il ne faut pas confondre ce léger précipité au louche persistant que donnerait un sérum envahi par les bactéries. En général, si le liquide qui surnage le dépôt est clair, le sérum est pur.

Si le sérum doit voyager au loin, il est plus avantageux de le dessécher dans le vide à basse température. La poudre qui résulte de cette opération conserve toute l'activité du sérum et est beaucoup moins sensible que lui à l'action de l'air et de la lumière.

Il suffit pour s'en servir de la faire dissoudre dans 8 à 10 fois son poids d'eau stérile.

6° Mesure de l'activité d'un sérum

Il faut distinguer le pouvoir immunisant d'un sérum de son pouvoir antitoxique. En France, Roux mesure l'activité du sérum antitoxique d'après la quantité nécessaire pour immuniser un gramme de souris. « Quand nous disons d'un sérum qu'il est actif au millionième, cela signifie qu'un centimètre cube de ce sérum suffit à immuniser mille kilogrammes de souris ; ou encore, qu'une souris de 20 grammes sera rendue réfractaire par l'injection de 200 millièmes de centimètre cube du même sérum. Les souris doivent toujours être éprouvées avec la même dose de toxine qui leur sera injectée, non pas immédiatement, mais seulement dix à douze heures après le sérum, afin que celui-ci ait eu le temps d'agir. En effet, la quantité de sérum qui immunise pour une dose fixée de poison est impuissante contre une dose plus forte; il faut donc bien connaître l'énergie de la toxine d'épreuve, et, comme la résistance individuelle des souris est variable, il est préférable d'employer une dose de toxine supérieure à la dose mortelle minima et d'opérer chaque fois sur plusieurs sujets [1].

Cette méthode est due à Behring, qui l'a depuis abandonnée pour une autre, déterminant non plus le pouvoir immunisant, mais le *pouvoir antitoxique* d'un sérum.

A cet effet, on mesure *in vitro* la quantité de sérum nécessaire pour rendre inoffensif un volume donné de toxine d'une activité connue.

Cette méthode est usitée surtout dans les laboratoires d'Allemagne pour le sérum antidiphtérique ; nous l'exposerons en détail à propos de ce dernier [2].

Accidents post-sérothérapiques.

Nous avons déjà dit que les sérums thérapeutiques ayant pour base le sérum de cheval étaient inoffensifs pour l'homme, même à doses élevées.

Toutefois, il n'est pas rare de voir survenir à la suite de leur injection divers accidents qui disparaissent au bout de quelques jours : érythèmes, arthralgies, myalgies, quelquefois même albuminurie.

Ces accidents post-sérothérapiques, comme on les appelle, ont attiré l'attention des cliniciens. Ils sont imputables au sérum de cheval et non aux principes atténuants ou antitoxiques qu'il renferme. Les expériences de A. Beclère, Chambon et Menard (32), d'une part, et de C.-H.-H. Spronck (33), de l'autre, ont montré qu'on pouvait les atténuer dans une large mesure, sinon les éviter entièrement, en chauffant le sérum à une température voisine de 58°.

Nous ferons suivre cette étude du sérum antitétanique de l'*Instruction pour l'emploi du sérum*, telle qu'elle est donnée par l'Institut Pasteur.

[1] Roux, *Loc. cit.*

[2] Voir page 79.

INSTRUCTION

Pour l'emploi du sérum antitétanique.

Le Sérum antitétanique est du Sérum de sang de cheval immunisé contre le tétanos. Il conserve ses propriétés si on le maintient dans un endroit dont la température est peu élevée et à l'abri de la lumière, sans sortir le flacon de l'étui qui le renferme,

Action préventive. — Injecté sous la peau, ce Sérum confère une immunité *temporaire* contre le tétanos. Suivant la dose employée, cette immunité persiste de deux à six semaines ; elle peut être entretenue par des injections successives. Il est donc indiqué de faire des injections préventives de Sérum :

Aux sujets atteints des divers traumatismes qui, par leur siège, leur nature et les circonstances dans lesquelles ils se produisent, exposent particulièrement au développement du tétanos (plaies par écrasement des extrémités ou de la continuité des membres ; plaies contuses souillées de terre, de poussières provenant du sol, de débris de fumiers, de la vase des eaux ; plaies avec pénétration de corps étrangers provenant du sol ou ayant eu contact avec lui) [1].

Le pouvoir antitoxique du Sérum livré par l'Institut Pasteur est environ de 1.000.000.000, c'est-à-dire qu'il suffit d'injecter à une souris une quantité de ce Sérum égale à 1/1.000.000 000 de son poids pour la préserver contre la dose mortelle de toxine.

10 centimètres cubes suffiront généralement à la prévention chez l'homme et les grands animaux. Cependant, lorsqu'il s'agit de plaies particulièrement souillées et difficiles à nettoyer, il sera prudent de recourir à l'injection d'une nouvelle dose de Sérum à huit jours d'intervalle.

L'emploi préventif du Sérum ne dispense pas du traitement

[1] Le Sérum antitétanique peut aussi être employé préventivement chez les animaux, notamment chez les chevaux qui prennent assez fréquemment le tétanos, soit à la suite de plaies accidentelles souillées par la terre ou le fumier, soit à la suite de certaines opérations comme la castration, l'amputation de la queue, les opérations sur le pied..., etc. M. Nocard recommande, pour un cheval, de faire deux injections de 10 centimètres cubes, à huit jours d'intervalle.

des plaies. Les plaies souillées, ou supposées telles, seront l'objet d'un nettoyage antiseptique rigoureux. Les corps étrangers doivent toujours être enlevés ; leur persistance dans les tissus pourrait provoquer une infection tardive, après la disparition de l'immunité passagère conférée par le Sérum.

Action thérapeutique. — Jusqu'à présent, le Sérum antitétanique a été impuissant contre le tétanos à marche rapide ; mais il est très utile dans les cas à marche lente et dont le début a été tardif après le traumatisme. Pour ces derniers, l'injection du Sérum, combinée avec l'ablation du foyer où végète le bacille spécifique et d'où part l'empoisonnement, facilite la guérison. La quantité de Sérum à injecter pourra varier entre 50 et 100 centimètres cubes en une ou deux doses.

Injections. — On doit faire les injections dans le tissu cellulaire sous-cutané, au niveau du flanc, en prenant toutes les précautions aseptiques nécessaires. On lave d'abord la région avec de l'eau phéniquée à 2 % ou une solution de sublimé au millième ; on doit, au moment même de pratiquer l'injection, stériliser la seringue et la canule, en les plongeant dans l'eau froide que l'on porte à l'ébullition pendant un quart d'heure. On recouvrira avec du coton stérilisé l'endroit où la piqûre a été faite. L'introduction du Sérum sous la peau est très peu douloureuse, et le liquide est résorbé en quelques instants.

Avant d'injecter le Sérum, il est nécessaire de s'assurer qu'il est resté limpide ; un très léger précipité rassemblé au fond du flacon n'indique pas une altération.

Observation très importante. — La date inscrite sur l'étiquette est celle de la préparation du Sérum.

Ce Sérum conservant toute son efficacité pendant plus d'une année, il n'y a aucune utilité à renouveler le flacon avant ce laps de temps. Le Sérum préparé à l'Institut Pasteur de Paris se conserve indéfiniment limpide. Dans le cas où, par suite du soulèvement du bouchon, le contenu d'un flacon viendrait à se troubler, ce flacon serait immédiatement échangé.

BIBLIOGRAPHIE

(1) CARLE ET RATTONE. — Studio esperimentale sull' etiologia del tetanos. *Accademia di medicina di Torino*, mars 1884.

(2) NICOLAIER. — Ueber infectiosen Tetanus *Deutsch. med. Woch.* 1884, December.

Beitrage zur Ætiologie des Wundstarrkrampfs. *Inaug. Dissert.* Göttingen, 1885.

(3) ROSEMBACH. — Zur Ætiologie des Wundstarrkrampfs beim Menschen. *Arch. f. Klin. chirurgie*, XXXIV p. 306, 1886.

(4) KITASATO. — Ueber den Tetanusbacillus *Zeitschf. f. Hygiene* 1889, VII, p. 226.

(5) VIGNAL. — Sur un moyen d'isolation et de culture des microbes anaérobies. *Annales de l'Institut Pasteur* 1887, p. 358.

(6) L. VAILLARD ET H. VINCENT. — Contribution à l'étude du tétanos. *Ann. de l'Inst. Pasteur*, 1891, p. 1.

(7) KNUD-FABER. — Pathogenese des Tetanus *Berlin. Klin. Woch*, 1890.

(8) BRIEGER. — Untersuchungen über Ptomaïne, 3ᵉ abtheil, p. 93. *Berichte d. deutsch. chem. Ges.* 1886, p. 3.159 et 1887, p. 69.

(9) KITASATO ET WEYL. — Zur Kenntniss des Anaeroben. *Zeitsch. f. Hyg.* 1890, VIII, p. 404.

(10) BRIEGER ET FRANKEL. — Untersuchungen über Bakteriengifte. *Berlin. Klin. Woch.* 1890, nᵒˢ 11 et 12.

(11) TIZZONI ET CATTANI. — Sul venerio di tetano. *Riforma medica*, 1890, nᵒ 128. Experimentelle Untersuchungen über das Tetanusgift. *Arch. experim. Pathologie*, Bd. XXVII.

(12) VAILLARD ET ROUGET. — Contribution à l'étude du tétanos. Etiologie. *Annales de l'Inst. Pasteur*, 1892, p. 385.

(13) LEDANTEC. — Origine tellurique du poison des flèches des naturels des Nouvelles-Hébrides (Océanie). *Annales de l'Inst. Pasteur*, 1890, p. 716.

(14) COURMONT ET DOYON. — *Comptes rendus de la Société de biologie* 1893, p. 294, 617 et 711.

(15) SIDNEY MARTIN. — 21ᵉ *Annual report of the medical officer to the Local Government Board*, p. 170.

(16) BLUMENTHAL. — Weitere Beitrag zur Kenntniss des Tetanusgiftes. *Zeitsch. f. Klin. medicin*, 1897, p. 324.

(17) MARIE. — Recherche sur la toxine tétanique. *Ann. de l'Inst. Pasteur*, 1897, p. 591.

(18) KNORR. — Experimentelle Untersuchungen über die Grenzen der Heilungsmöglichkeit des Tetanus durch Tetanus-Heilserum (d'après Marie, *Ann. de l'Inst. Pasteur*, 1897, p. 591)

(19) WASSERMANN ET TAKAKI. — Ueber eine neue Art von künstlicher Immunität. *Berliner Klinische Wosch.* 1898, nᵒ 1 (3 janvier).

(20) ROUX ET BORET. — Tétanos cérébral et immunité contre le tétanos. *Ann. de l'Inst. Pasteur*, 1898, p. 225.

(21) Kitasato. — Experimentelle Untersuchungen über das tetanusgift. *Zeitsch. f. Hygiene*, X, p. 267.

(22) Behring. — Ueber Immunisirung und Heilung von Versuchtieren beim Tetanus. *Zeitsch. f. Hygiene*, XII, p. 45.

(23) Vaillard. — Sur l'immunité contre le tétanos. *Comptes rendus de la Société de biologie*, 21 février 1891, p. 147.

(24) Brieger, Kitasato et Wassermann. — Ueber Immunität und Giftfestigung. *Zeitsch f. Hygiene*, XII, p. 187.

(25) E. Roux. — Immunité acquise et immunité naturelle. *Discours prononcé au Congrès d'Hygiène et de démographie de Londres*, 12 août 1891. *Ann. de l'Inst. Pasteur*, 1891, p. 517.

(26) Vaillard. — Sur la propriété du sérum des animaux rendus réfractaires au tétanos. *C. R. de la Société de biologie*, 1891, p. 462.

(27) Behring et Kitasato. — Ueber das Zustandekommen der Diphterie-Immunität und der Tetanus-Immunität bei Thieren.

Deutch. med. Woch. n° 49, p. 413, Décembre 1890.

(28) Metchnikoff. — Recherches sur l'influence de l'organisme sur les toxines. Premier mémoire. *Annales de l'Institut Pasteur*, 1897, p. 801.

(29) Ehrlich. — Die Wertbemessung des Diphterieheilserums und deren theoretische Grundlagen. *Iena*, 1897. (Cité par Danysz in *Annales de l'Inst. Pasteur*, 1899, p. 168.)

(30) Metchnikoff. — Recherches sur l'influence de l'organisme sur les toxines. Deuxième mémoire. *Ann. de l'Inst. Pasteur*, 1898, p. 81.

(31) Marie — Recherches sur les propriétés antitétaniques des centres nerveux de l'animal sain. *Ann. de l'Inst. Pasteur*, 1898, p. 91.

(32) A. Beclère, Chambon et Ménard. — Etude sur les accidents post-sérothérapiques. *Ann. de l'Inst. Pasteur*, 1896, p. 566.

(33) C.-H.-H. Spronck. — Influence favorable du chauffage du sérum antidiphtérique sur les accidents post-sérothérapiques. *Ann. de l'Inst. Pasteur*, 1898, p. 696.

(34) Danysz. — Contribution à l'étude de l'action de la toxine sur le tissu nerveux. *Annales de l'Institut Pasteur*, t. XIII, p. 156, 1899.

SÉRUM ANTIDIPHTÉRIQUE

CHAPITRE PREMIER

LE BACILLE DIPHTÉRIQUE ET SA TOXINE

I

LE BACILLE DE LA DIPHTÉRIE

En 1883, Klebs (1) signala dans les fausses membranes des sujets atteints de diphtérie un bacille spécial qu'il décrivit.

L'année suivante, Lœffler (2) parvint à isoler à l'état de pureté le bacille de Klebs. Il put reproduire des fausses membranes diphtériques chez certains animaux en badigeonnant leur muqueuse excoriée avec des cultures pures. Il constata son action pathogène; mais, ne pouvant arriver à obtenir les paralysies caractéristiques qui accompagnent le plus souvent la diphtérie, il n'osa se prononcer sur sa spécificité.

Plus tard, G. von Hoffmann (3) rencontra dans un grand nombre d'observations le bacille de Klebs-Lœffler, accompagné souvent d'un autre bacille présentant les mêmes caractères que lui, mais dénué de toute virulence.

Ce sont les beaux travaux de Roux et Yersin (4) qui ont mis hors de doute la spécificité du bacille découvert par Klebs et étudié par Lœffler.

Les premiers, ils ont réussi à reproduire expérimentalement, à l'aide de cultures pures, les paralysies typiques de la diphtérie, en même temps qu'ils démontraient dans les cultures l'existence d'un poison redoutable, de nature toute spéciale : la *toxine diphtérique*.

Caractères du bacille diphtérique.

Le bacille de Klebs-Lœffler est de la longueur du bacille de la tuberculose, mais plus épais. Les extrémités arrondies prennent plus fortement la couleur que la partie moyenne. Il est immobile. Il se colore bien par le bleu de méthylène alcalin de Lœffler et mieux encore par la solution de bleu composé proposée par Roux (5). C'est un anaérobie facultatif.

Il ne donne pas de spores. Il meurt à partir de 58°; mais, s'il est desséché, il peut supporter une température de 96°-98° pendant 1 heure sans périr.

Il pousse très bien dans le bouillon peptonisé alcalin. Il forme un voile à la surface du liquide et donne un leger dépôt adhérent au vase. Le bouillon reste clair. La réaction du milieu, d'abord alcaline, devient peu à peu acide, puis finit par redevenir alcaline si le milieu est largement aéré.

Sur gélatine, il pousse mal; ce n'est qu'au bout de 13 à 14 jours que les colonies apparaissent. Sur gélose, il donne une bonne culture, mais nullement caractéristique.

Son milieu de prédilection est le sérum sanguin solidifié. C'est grâce à ce milieu que Lœffler est arrivé à le séparer des espèces variées qui l'accompagnent dans les fausses membranes.

Sur sérum, les colonies du bacille diphtérique apparaissent avant toutes les autres. Elles se présentent sous la forme de petites taches arrondies d'un blanc grisâtre, dont le centre est plus opaque que la périphérie.

Cette rapidité de développement sur le sérum solidifié a été mise à profit pour le diagnostic rapide de la diphtérie. Douze heures après l'ensemencement, le médecin peut déjà être fixé sur la nature de l'angine suspecte.

Comme la préparation de ce sérum est longue et délicate, on a proposé de le remplacer par des milieux variés : sérum peptoné et sucré (Lœffler), sérum sucré alcalinisé fortement à la soude (Cobbett) (6), alcali albumine à la gélose, urine gélosée, blanc d'œuf coagulé (7), gélose au jaune d'œuf, etc ; mais aucune de ces préparations ne mérite de nous arrêter un instant. Le meilleur milieu de culture et de diagnostic est encore le sérum solidifié ordinaire.

Inoculation aux animaux. — Les animaux inoculés avec des cultures virulentes du bacille de la diphtérie succombent rapidement avec tous les symptômes d'un empoisonnement aigu; l'autopsie révèle des lésions variables avec l'espèce animale éprouvée.

Les cobayes succombent avec de faibles doses en trente-six heures. On constate au point d'inoculation un œdème gélatineux plus ou moins étendu et une dilatation générale des vaisseaux, avec une congestion intense des capsules surrénales. Les plèvres sont le siège d'un épanchement séreux abondant, mais le foie reste intact.

Le lapin ne présente pas de rougeur des capsules surrénales, mais le foie subit la dégénérescence graisseuse; pas de pleurésie, mais congestion des poumons.

Le pigeon n'offre aucune lésion apparente des organes internes, mais une congestion généralisée avec dilatation des vaisseaux.

Dans le cas d'inoculation expérimentale, on ne peut retrouver le bacille qu'au point d'inoculation, ainsi que l'avait constaté Lœffler; ce n'est qu'exceptionnellement qu'on a signalé sa présence dans le foie. Même chez les animaux qui ont succombé à une injection intraveineuse de culture diphtérique, l'ensemencement des organes reste stérile (Roux et Yersin). Ces faits sont d'accord avec les résultats que donne l'examen du sang et des organes des personnes mortes de la diphtérie.

Le bacille existe dans les fausses membranes, mais seulement dans les fausses membranes; il ne se généralise jamais.

II

LA TOXINE DIPHTÉRIQUE

Nous sommes donc ici en présence d'un bacille qui, comme celui du tétanos, sécrète sur place un poison soluble, une toxine, d'une activité redoutable agissant en dehors du microbe qui l'a produite.

C'est ce que démontrèrent clairement Roux et Yersin (8) en reproduisant chez les animaux, avec les cultures filtrées sur porcelaine, les mêmes accidents qui accompagnent l'inoculation de cultures virulentes.

Ils firent voir les analogies nombreuses qui rapprochent le poison diphtérique des diastases.

C'est d'abord l'action de la chaleur. A partir de 58°, le pouvoir toxique d'une culture filtrée baisse sensiblement; au-dessus de 70°, il est presque détruit; à 100°, il l'est tout à fait pour les petites doses; mais, si on inocule des doses massives de la toxine ainsi modifiée, elle détermine chez l'animal un état cachectique qui s'accompagne de paralysies des membres et se termine ordinairement par la mort.

L'air et la lumière altèrent rapidement la toxine diphtérique et diminuent son activité.

Il en est de même de tous les oxydants, bichromate de potasse, permanganate de potasse, eau oxygénée, iode, hypochlorites, etc.

Elle est insoluble dans l'alcool, qui la précipite. On ne peut néanmoins, par ce procédé, espérer la séparer à l'état de pureté des milieux où elle existe, parce que, à chaque précipitation, elle perd de son activité.

Elle est entraînée mécaniquement par certains précipités, tels que le phosphate de chaux auquel elle adhère énergiquement. Si l'on introduit une parcelle de ce précipité, préalablement lavé à l'eau stérilisée, sous la peau d'un cobaye, il meurt en trois ou quatre jours, et l'autopsie montre les lésions caractéristiques de l'empoisonnement diphtérique. Les grains de phosphate de chaux sont emprisonnés dans un réseau fibrineux mêlé de globules blancs formant une véritable fausse membrane.

Ce même précipité, desséché dans le vide, conserve longtemps ses propriétés; il peut être chauffé à 100°, ou être exposé à l'air sans cesser d'être actif.

La puissance toxique du poison diphtérique ne peut être comparée qu'à celle de la toxine tétanique. Un gramme de toxine sèche, c'est-à-dire d'extrait sec de culture filtrée et dont la majeure partie est constituée par des substances inertes, peut faire périr 20 000 cobayes ou 3 000 lapins!

Si certaines réactions la rapprochent des matières albuminoïdes, d'autres au contraire l'en éloignent: telle est, par exemple, l'expérience de Guinochet (9), qui, ensemençant le bacille de Lœffler dans une urine normale, non albumineuse, obtint un liquide très riche en toxine dans lequel il lui fut impossible de déceler la moindre trace de matière albuminoïde par les réactifs ordinaires.

Essais de purification. — De nombreux essais ont été tentés pour isoler et purifier la toxine de la diphtérie.

L. Brieger et C. Fraenkel (10) font arriver goutte à goutte, dans un grand volume d'alcool glacé, la culture filtrée à la bougie et additionnée de quelques millièmes d'acide acétique qui favorise la précipitation. Après 12 heures, le précipité est séparé et redissous dans l'eau, puis précipité de nouveau par l'alcool. Ils recommencent trois ou quatre fois cette opération qu'ils terminent par la dialyse. Ils obtiennent, après dessiccation dans le vide, une substance blanche amorphe légère et grumeleuse qu'ils considèrent comme la toxine pure. Elle présente les caractères d'une matière albuminoïde, mais elle est 80 fois moins active que la toxine de Roux et Yersin. C'est évidemment un mélange complexe. Ils n'en ont pas moins donné une analyse élémentaire que nous ne reproduisons pas ici.

Wasserman et Proskauer (11) font usage de sulfate d'ammoniaque à saturation. Le précipité dissous dans l'eau est dialysé, puis précipité par l'alcool. Le produit final renferme encore 20 % de cendres.

Brieger et Boer (12) ensemencent le bacille de Lœffler dans de l'urine préalablement dialysée. Ils précipitent la toxine par addition de chloruré de zinc et décomposent le précipité zincique par le phosphate de soude. Mais les toxines régénérées sont encore loin d'être pures.

Toxine des corps microbiens. — D'après Brieger, à côté de cette toxine soluble, le corps des bacilles diphtériques renfermerait une toxine insoluble capable cependant d'agir sur les animaux. Des microbes recueillis sur une bougie de porcelaine sont tués par la chaleur, puis mis à macérer dans une solution de chlorhydrate d'ammoniaque pour les débarrasser de la toxine soluble qu'ils contiennent. Après lavage et dessiccation, ces cadavres de bactéries constituent une poudre blanche qui, inoculée à un cobaye, détermine de la nécrose au point d'inoculation et peut tuer un animal de 500 gr. à la dose de 0,01 centigr. — Chauffée à 100°, elle reste active. Mais de nouvelles expériences n'ont pas confirmé ces résultats; elles ont montré que la toxine qu'on obtient est tout simplement la toxine ordinaire un peu modifiée par les manipulations et bien moins active que ne le dit Brieger.

III

IMMUNISATION

Bien des essais furent tentés sans résultat, jusqu'au jour où C. Fraenkel (13) en 1890, après de nombreux tâtonnements, montra qu'on pouvait rendre des cobayes réfractaires à l'inoculation du virus vivant en leur injectant préalablement une culture filtrée sur porcelaine et chauffée pendant une heure entre 65° et 70°.

Peu après, Behring (14) s'adressait dans le même but au liquide pleurétique de cobayes morts de la diphtérie. L'exsudat pleural dans ce cas ne contient pas de bacilles, mais il est plus ou moins toxique pour le cobaye. Ceux qui ne succombaient pas à la suite d'une inoculation de 10 à 15 cent cubes restaient longtemps malades, mais une fois rétablis, ils supportaient des doses de virus vivant pouvant tuer un cobaye neuf en trois jours.

Il essaya aussi l'emploi de certains antiseptiques, tels que le trichlorure d'iode, l'acide trichloracétique, l'eau oxygénée, qu'il inoculait après l'injection du virus vivant, et il obtint quelques succès.

Mais c'est surtout en ajoutant le trichlorure d'iode à la culture même qu'il réussit le plus sûrement à conférer l'immunité aux animaux. Le trichlorure d'iode annihile les effets de la toxine, et la culture devient inoffensive. En diminuant peu à peu la dose de l'antiseptique, on habitue l'animal à recevoir des quantités croissantes de toxine, jusqu'au jour où il devient capable de résister à l'inoculation de cultures très virulentes et très toxiques.

Parallèlement à ces expériences, Behring et Kitasato (15)

poursuivaient leurs recherches sur le tétanos. On sait comment ils découvrirent les propriétés antitoxiques du sérum des animaux immunisés contre cette maladie.

La toxine diphtérique est trop voisine de la toxine tétanique par ses propriétés générales pour ne pas donner des résultats analogues. Et en effet, comme pour le tétanos, le sérum des animaux immunisés contre la diphtérie acquiert la propriété de détruire la toxine *in vitro* et de préserver de ses effets les animaux auxquels on l'injecte préventivement. On peut aussi injecter d'abord la toxine, puis plusieurs heures après le sérum, l'animal ne périt pas. Le sérum est donc préventif et thérapeutique même contre le virus vivant.

IV

L'ANTITOXINE DIPHTÉRIQUE

Comme dans le tétanos, l'introduction dans l'organisme du poison diphtérique donne naissance à une antitoxine dont les propriétés générales sont calquées sur celles de l'antitoxine tétanique.

Comme elle, elle est détruite par la chaleur, elle est précipitée par l'alcool et le sulfate d'ammoniaque. Elle s'affaiblit peu à peu par son exposition à l'air ou à la lumière. Comme elle, elle conserve au contraire toute son activité dans le sérum desséché à basse température.

L'antitoxine diphtérique existe surtout dans le sang et aussi dans le lait, comme l'a démontré Ehrlich.

Mais pas plus que pour l'antitoxine tétanique, nous ne sommes fixés sur sa nature intime.

Divers essais ont été tentés pour isoler cette antitoxine ou au moins pour l'obtenir à un état de grande concentration : Wassermann (16) traite le lait des animaux immunisés par de la présure et, après coagulation, agite le sérum avec du chloroforme pour enlever la matière grasse. Le liquide clair, additionné de 33 % de sulfate d'ammoniaque, donne un précipité que l'on sèche dans le vide. Ce précipité renferme toute l'antitoxine mélangée de substances albuminoïdes et de sulfate d'ammoniaque. Aronson (17) a publié un procédé assez compliqué qui consiste à précipiter le sérum sanguin dilué au moyen de sulfate d'alumine et d'ammoniaque.

En 1896, Brieger et Boer (12) indiquèrent une méthode qui élimine l'emploi de l'alcool et du sulfate d'ammoniaque et qui consiste à ajouter du chlorure de sodium et du chlorure de potassium à du sérum sanguin ou à du lait, et à maintenir pendant assez longtemps le mélange à la température de 30° à 37°. L'antitoxine se précipite mélangée à de l'albumine et à des sels. On se débarrasse des sels par dialyse et de l'albumine par le sulfate de magnésie; 10^{cc} de sérum ont donné ainsi 0^{g}40 de produit brut.

Les mêmes auteurs ont aussi décrit un autre procédé qui consiste à ajouter à 10^{cc} de sérum 20^{cc} d'une solution de sulfate ou de chlorure de zinc à 1 %. Il se forme un dépôt que l'on recueille sur un filtre et que l'on lave avec précaution, puis on le dissout dans de l'eau très légèrement alcaline (1 goutte de solution normale de soude pour 20^{cc} d'eau) et on précipite le zinc par l'acide carbonique. Seulement, ce qu'il importe de retenir, c'est que si l'on s'est servi de sulfate de zinc, l'antitoxine sera entraînée dans le précipité de carbonate de zinc formé; au contraire, avec le chlorure, elle restera en solution dans le liquide. 10^{cc} de sérum ont donné ainsi 0^{gr},10 d'une poudre facilement soluble dans l'eau et renfermant la totalité de l'antitoxine.

Toutes les méthodes de concentration de l'antitoxine sont certainement intéressantes au point de vue spéculatif, mais n'ont guère de chance de passer dans le domaine de la pratique, et nous dirons avec Roux : « Pourquoi toutes ces manipulations, quand il est si facile d'avoir un sérum qui sort des « vaisseaux plus actif que toutes les antitoxines prétendues « concentrées? »

V

LA SÉROTHÉRAPIE DANS LA DIPHTÉRIE

Nous avons dit que le sérum des animaux immunisés contre la diphtérie présente de grandes analogies d'action avec le sérum antitétanique. Nous savons déjà que ce dernier qui agit préventivement à des doses infinitésimales est impuissant à enrayer un tétanos déclaré. C'est que dans le tétanos, quand les premières contractures se déclarent, l'imprégnation des cellules nerveuses a déjà eu lieu et il est trop tard pour intervenir efficacement. Dans la diphtérie, au contraire, le premier symptôme, c'est la fausse membrane dont l'apparition précède toujours la phase d'intoxication. Le sérum préventif aura donc le temps d'agir.

Aussi les premiers essais furent-ils très encourageants; non seulement Behring (18) et ses collaborateurs, Wernicke, Boer, Kossel et Knorr, parvinrent, à l'aide de sérum d'animal immunisé, à prévenir l'infection chez le lapin ou le cobaye, mais ils prouvèrent qu'on pouvait guérir ces mêmes animaux déjà intoxiqués par le poison diphtérique.

Le sérum se montrait à la fois préventif et thérapeutique.

En 1892 et 1893, Behring et Ehrlich (30), avec le concours de Boer, Kossel et Wassermann (31), publiaient les premiers résultats favorables de sérothérapie appliquée aux enfants. Pendant ce temps, en France, Roux et Martin, en collaboration avec Chaillou (21), poursuivaient les mêmes expériences, apportant dans leur travail cette précision scientifique qui lui donne tant de valeur et qu'on n'avait pas encore rencontrée dans les nombreux mémoires que la question avait suscités.

A l'aide d'un sérum de cheval immunisé, ils étudièrent le traitement sérothérapique de la diphtérie sur 300 enfants de l'hôpital des Enfants malades, en ayant soin d'éclairer leur diagnostic par l'examen bactériologique préalable de la gorge de leurs malades. Cette précaution leur permit d'éliminer sur 448 enfants présentés comme diphtériques, 128 dont l'angine n'était pas due au bacille de Lœffler.

Ils établirent, en outre, une distinction entre les angines diphtériques pures et les angines à associations microbiennes, celles-ci toujours plus meurtrières. Ils appliquèrent le traitement aux croups opérés ou non et ils obtinrent une mortalité globale de 26 % au lieu de 50 %, moyenne des années précédentes. Pour les angines à bacille de Lœffler pur, la mortalité était seulement de 7,3 %.

Ce qui avait manqué jusqu'ici aux travaux publiés en Allemagne pour mettre en lumière la valeur de la sérothérapie antidiphtérique, c'est, il faut bien le dire, la méthode dans l'expérimentation, et la précision dans le diagnostic des cas traités.

Aussi, lorsque Roux présenta ses résultats au Congrès de Budapest en 1894, sa communication eut-elle un retentissement considérable. Elle confirmait l'admirable découverte de Behring et la faisait entrer définitivement dans le domaine de la pratique.

Depuis, ce traitement de la diphtérie a été institué partout, et partout il a fait ses preuves.

CHAPITRE II

PRÉPARATION DU SÉRUM ANTIDIPHTÉRIQUE

Comme pour le sérum antitétanique, on s'adresse de préférence au cheval, dont le sérum est inoffensif pour l'homme et qui peut en fournir de grandes quantités sans en être incommodé.

La préparation du sérum antidiphtérique, comme celle du sérum antitétanique, comporte trois opérations distinctes :

1° Préparation de la toxine;

2° Inoculation de la toxine au cheval;

3° Prise du sang.

Cette dernière opération a été exposée en détail à propos du tétanos (page 53), nous ne la décrirons pas de nouveau. Nous insisterons, au contraire, sur la préparation de la toxine à cause de l'importance qu'elle présente; c'est de l'activité de la toxine d'épreuve que dépend la qualité du sérum.

I

PRÉPARATION DE LA TOXINE DIPHTÉRIQUE

Un sérum sera d'autant plus antitoxique que l'animal qui le fournit aura reçu une toxine plus active. C'est donc vers la production de cette toxine que doivent tendre tous les efforts des expérimentateurs.

Dans ce but, deux conditions sont à remplir :

1° Faire usage d'un bacille très virulent;

2° L'ensemencer dans un milieu particulièrement favorable à la production de sa toxine.

Examinons d'abord cette dernière condition :

A. — Choix du milieu de culture.

Dans leur premier mémoire, publié en 1880, Roux et Yersin remarquèrent que le bouillon de veau peptonisé et alcalinisé, dans lequel ils cultivaient le bacille diphtérique, s'acidifiait dans les premiers jours pour redevenir alcalin par la suite. Ils montrèrent que la toxine ne se produit qu'en milieu alcalin; aussi cherchèrent-ils à diminuer, sinon à supprimer la période d'acidité en faisant passer un courant d'air sur la culture.

A cet effet, le bouillon ensemencé était réparti dans des vases spéciaux ou ballons de Fernbach, permettant d'y faire circuler un lent courant d'air, au moyen d'une trompe aspirante. Ils obtenaient ainsi facilement en quinze jours des toxines actives au dixième, au vingtième et même au trentième de centimètre cube pour un cobaye de 400 à 500gr, tandis qu'il fallait un mois et plus pour obtenir sans courant d'air, avec le même milieu et le même microbe, des toxines aussi actives.

En Allemagne, Aronson (22) et un certain nombre d'autres auteurs nièrent l'utilité de l'aération; c'est qu'ils se servaient de solutions d'extrait de viande peptonisé au lieu de bouillon et que, dans ce milieu, le bacille de Lœffler pousse sans donner de réaction acide.

Il y a donc intérêt à rechercher des milieux qui restent toujours alcalins.

D'après les observations de Behring (23), de Theobald Smith (24) et surtout de Spronck (25), l'acidité produite dans les bouillons est due à la présence du glucose dans la viande employée; aussi ce dernier conseille-t-il de laisser vieillir la viande, jusqu'à un commencement de putréfaction, avant d'en faire usage. Le glucose qu'elle contient est ainsi détruit par l'action fermentative des saprophytes.

Park et Mlle Williams (26) se contentent d'alcaliniser fortement le milieu de culture. « Les meilleurs résultats, disent-ils, sont obtenus avec du bouillon qui, après avoir été neutralisé, est additionné d'environ 7cc de soude normale par litre. »

Et de fait, par ce procédé, ils ont obtenu une toxine active au 1/100 et même au 1/200 de centimètre cube.

Ces résultats ont été confirmés par Kossel (27).

Nicolle (28), au contraire, conseille de se servir de viande très fraiche ; d'après Martin, la viande fraiche ne renferme que du glycogène et non du glucose.

Martin (29), qui a fait une étude approfondie de la question, donne la préférence à un bouillon de viande peptonisé qu'il prépare d'une manière toute spéciale.

500gr de viande de veau préalablement hachée sont délayés dans un litre d'eau et mis à l'étuve à 35° pendant vingt heures. Au bout de ce temps, le glucose a disparu et le bouillon ne donne plus d'acide quand on l'ensemence avec le bacille diphtérique.

Comme les peptones du commerce ont une composition des plus variables, Martin préfère préparer lui-même sa peptone.

Il prend des estomacs de porc dont il broye les tuniques muqueuses et musculaires. Il fait digérer 200gr de ce hachis dans un litre d'eau à 50°, additionné de 10gr d'acide chlorhydrique pur. Après douze heures, en maintenant la température à 50°, l'opération est généralement terminée. On chauffe le liquide à 100° pour détruire la pepsine en excès, puis on le passe sur un tampon de coton hydrophile. On chauffe la liqueur à 80° et on l'alcalinise. De gros flocons se séparent, on filtre sur papier, on chauffe à 120° et on filtre de nouveau.

C'est cette solution de peptone qu'il ajoute ensuite à un volume égal de macération de viande fermentée à 35° et additionnée de 5gr de sel marin par litre. Le mélange est porté à 70° pour coaguler les matières albuminoïdes du bouillon ; on filtre, on alcalinise et on filtre à la bougie Chamberland.

C'est, ajoute l'auteur, le milieu qui lui a paru le plus satisfaisant.

La stérilisation à la bougie donne un meilleur résultat que la stérilisation à 120°. Si on ne peut y recourir, on se contentera de la stérilisation à 100° plusieurs fois répétée.

Tout récemment, Spronck (30) annonçait qu'il avait obtenu un rendement en toxine supérieur à celui que lui fournissait la macération de viande faisandée en remplaçant celle-ci par de l'eau de levure. Seulement, comme il est obligé d'ajouter de la peptone commerciale à cette eau de levure, son procédé devient passif des mêmes reproches adressés aux bouillons peptonisés.

B. — Choix du bacille.

Une fois en possession d'un milieu particulièrement favorable à la production de la toxine, il faut donner un soin spécial au choix de la semence.

On s'adressera de préférence aux échantillons qui sont les plus virulents. Toutefois, il ne faut pas oublier qu'il n'y a pas une relation directe entre la virulence d'un bacille diphtérique et son pouvoir toxigène. Martin a démontré que des bacilles non virulents, c'est-à-dire dont la culture ne tue pas les cobayes, par exemple, sécrètent néanmoins de la toxine quand on les cultive dans le milieu que nous avons décrit plus haut.

Ce milieu a de plus l'avantage de conserver au bacille son pouvoir toxigène, tandis que les bouillons que le bacille peut acidifier, même pendant un temps très court, modifient profondément sa toxicité. De là, bien des fluctuations dans la production de toxine par un même microbe. Il peut même arriver qu'un bacille très actif perde tout pouvoir toxigène, si la période d'acidité du milieu où il a vécu s'est prolongée suffisamment.

Est-il possible alors de lui rendre la propriété qu'il a perdue? Martin est parvenu à exalter le pouvoir toxigène de bacilles très atténués en les ensemençant dans son milieu renfermé dans de petits sacs de collodion et qu'il introduisait dans le péritoine de lapins. Après plusieurs passages, le bacille sécrétait une toxine très active.

En général, on doit choisir pour la production de la toxine un bacille qui, dans le milieu de Martin, donne rapidement un voile à la surface, et rejeter tous ceux qui ne le donnent pas après 36 heures.

S'il y a intérêt à fabriquer des toxines très actives, il faut bien reconnaître que les propriétés préventives et antitoxiques du sérum qui résultent de leur inoculation n'augmentent pas en proportion de leur activité. Des toxines dix fois plus actives n'ont donné que des sérums deux fois seulement plus actifs. Néanmoins tous les efforts doivent tendre vers la production de toxines exaltées, puisque c'est le seul moyen que nous ayons jusqu'ici d'accroître les propriétés antitoxiques du sérum.

II

IMMUNISATION DES CHEVAUX DESTINÉS A FOURNIR LE SÉRUM ANTIDIPHTÉRIQUE

Les procédés d'immunisation varient avec les laboratoires.

Behring, comme nous l'avons déjà dit, a commencé par employer des mélanges de toxine et de trichlorure d'iode; puis il préféra injecter de très petites doses de toxine pure à des intervalles suffisants pour que les animaux restent en bonne santé. Brieger, Kitasato et Wassermann (31) font usage de cultures de bacille diphtérique dans du bouillon de thymus. La culture est ensuite chauffée à 65 et 70° pendant un quart d'heure.

En France, à l'Institut Pasteur, Roux et Martin appliquent à l'immunisation des chevaux le procédé que Roux et Vaillard avaient mis en usage dans leurs recherches sur le tétanos : je veux parler de l'emploi de toxine iodée [1].

Nous empruntons au mémoire de Roux et Martin l'exemple de l'immunisation d'un cheval.

La toxine employée était très active, elle tuait un cobaye de 500gr en 48 heures à la dose de 1/10 de centimètre cube. L'injection était faite sous la peau de l'encolure ou en arrière de l'épaule.

Le 1er jour on lui inocule 1/4 de centimètre cube de toxine mélangée d'un dixième de solution de Gram; aucune réaction, ni locale ni générale.

Le 2e jour, on élève la dose du même mélange à un demi-centimètre cube, et on répète la même injection tous les deux jours jusqu'au 8e jour.

Le 13e et le 14e jour on injecte un demi-centimètre cube de la même toxine iodée; toujours pas de réaction.

On attend ensuite au 17e jour pour injecter 1/4 de centimètre cube de toxine pure. Il se produit alors un léger œdème sans fièvre, œdème qui va se reproduire à chaque nouvelle inoculation de toxine pure et toujours sans fièvre.

A partir du 22e jour et tous les deux à trois jours on continue

[1] Voir page 53.

à injecter des doses croissantes de toxine pure qui atteignent 30cc vers le 50e jour. Trois jours après, la dose est portée à 60cc; on la maintient jusqu'au 67e jour.

Au 72e on lui inocule 90cc et le 80e jour 250cc.

En général, on laisse le cheval se reposer pendant une vingtaine de jours avant de le saigner. Roux pense qu'on pourrait procéder à la prise de sérum beaucoup plus tôt sans inconvénients.

Le cheval dont nous venons de parler possédait après l'expérience un sérum préventif supérieur à 50.000 : « C'est-à-dire « qu'un cobaye résiste à l'inoculation d'un demi-centimètre « cube de culture diphtérique récente et virulente, si on lui a « injecté, 12 heures avant, une quantité de sérum égale à la « *cinquante millième* partie de son poids. »

Les chevaux présentent donc une remarquable tolérance vis-à-vis de la toxine diphtérique; quelquefois on rencontre des individus particulièrement sensibles qui réagissent fortement à l'inoculation de toxine et accusent une élévation de température anormale et des troubles généralisés, mais c'est l'exception. Roux cite le cas curieux d'un cheval que l'on dut renoncer à immuniser à cause des accidents qui surgissaient après chaque injection. C'était un animal qui avait subi *un an* auparavant des inoculations de pneumocoque de Talamon-Fraenkel très virulent, inoculations qui avaient été accompagnées de symptômes d'une certaine gravité.

Roux attribue à ces inoculations antérieures de pneumocoques la sensibilité spéciale de ce cheval pour le poison diphtérique.

« Chaque fois que l'on injecte de la toxine diphtérique à un « animal qui a déjà subi l'action de quelque poison microbien, « alors même qu'il paraît rétabli depuis longtemps, il se montre « beaucoup plus sensible que les animaux neufs.

« Les cellules de l'organisme qui ont été en contact avec des « produits microbiens en gardent en général longtemps le souvenir. »

Signalons, en terminant, un travail de Parodlorsky et Maksutoff (32) dans lequel ils décrivent une méthode qui leur permettrait d'immuniser solidement un cheval en 10 à 30 jours. « Leur procédé consiste à injecter tout d'abord au cheval une certaine quantité de sérum antitoxique, puis à lui inoculer tous les deux ou trois jours, alternativement sous la peau et dans les veines, des doses progressivement croissantes et massives de toxine diphtérique. On arrive à injecter ainsi à l'animal en très peu de temps relativement des doses énormes de toxine (1.200^{cc}). Le sérum que ces chevaux fournissent n'est pas inférieur à celui que l'on obtient par la méthode lente [1]. »

III

PRISE DU SANG

La prise du sang se fait de la même manière que pour le sérum antitétanique. Nous n'avons rien à ajouter aux détails que nous avons donnés, page 55, sur cette opération.

Il en est de même pour la distribution du sérum et pour sa conservation (page 56).

Nous compléterons toutefois les renseignements que nous avons déjà publiés sur la mesure du pouvoir antitoxique et préventif des sérums, par l'exposé des méthodes de Roux et d'Ehrlich.

IV

MESURE DU POUVOIR ANTITOXIQUE ET PRÉVENTIF D'UN SÉRUM

Deux systèmes de notation sont employés pour exprimer l'activité d'un sérum (voir page 57).

En France, Roux prend comme base la quantité qui préserve un cobaye contre l'injection d'une dose mortelle de culture diphtérique, et il exprime cette quantité en fonction du poids de l'animal. Ainsi un sérum dont 1/100 de centimètre cube (0^{cc},01) préserve un cobaye de 500^{gr} contre une inoculation de 1/2^{cc} de culture diphtérique virulente, capable de le tuer en 36 heures, est un sérum actif au 1/50,000; c'est-à-dire qu'il suffit d'injecter à un cobaye une quantité de sérum égale à 1/50,000 de son poids pour le protéger contre une inoculation mortelle.

[1] D'après Landouzy (*Les Sérothérapies*, 1898).

En Allemagne, Behring et Ehrlich emploient la *méthode* dite des *mélanges*.

Ils prennent 1^{cc} de toxine dont 1/100 (0^{cc},01) tue sûrement en 48 heures. C'est donc 100 fois la dose mortelle, et ils ajoutent à cette dose des quantités graduellement croissantes de sérum à essayer. Le mélange est injecté sous la peau de cobayes de poids sensiblement égal. Ils considèrent comme neutralisé le mélange de sérum et de toxine, qui non seulement protège l'animal contre la mort, mais encore ne produit aucun symptôme local, ni œdème, ni infiltration.

On appelle *sérum normal* ou *solution normale d'antitoxine* un sérum dont 0^{cc},1 neutralise exactement 1^{cc} de toxine, c'est-à-dire la dose 100 fois mortelle pour le cobaye. *Une unité antitoxique* ou unité d'Ehrlich est contenue dans 0^{cc},1 de ce sérum.

Si un sérum neutralise 1^{cc} de toxine étalon à la dose de 0^{cc},001, on dira qu'il renferme 100 unités antitoxiques.

Il est regrettable que les savants qui s'occupent de ces questions n'aient pas cru devoir adopter un mode de mensuration unique.

Le système employé par Roux avait été proposé [illegible]ement par Behring qui se rallia plus tard à la méthode de[illegible]anges d'Ehrlich. Il est facile de voir que ces deux façons d'exprimer l'activité d'un sérum ne sont pas comparables. L'une mesure le pouvoir préventif du sérum, l'autre son pouvoir antitoxique, et je ne vois pas de procédé permettant de passer d'un système à l'autre.

Il arrive parfois qu'il n'y a pas toujours concordance entre le pouvoir antitoxique d'un sérum et la quantité qui est nécessaire pour neutraliser une toxine d'une activité connue. Une toxine ancienne, par exemple, dont la toxicité est tombée au 1/3 de sa valeur primitive, exige pour être neutralisée la même quantité de sérum que lorsqu'elle était récente.

Ehrlich explique cette anomalie par sa *théorie des toxoïdes*.

Théorie des toxoïdes d'Ehrlich.

Ehrlich a donné le nom de *toxoïdes* à des substances contenues dans les bouillons de cultures diphtériques après filtration et qui seraient des produits de transformation de la toxine proprement dite. Les toxoïdes se formeraient aux dépens des toxines. Ils s'en distingueraient nettement par ce caractère que, tout en conservant la propriété de neutraliser ou fixer l'antitoxine dans les mêmes proportions que le fait la toxine proprement dite, ils n'auraient plus ou presque plus de pouvoir pathogène.

De sorte qu'un bouillon de culture filtré, dont la moitié de la toxine serait transformée en *toxoïdes*, exigerait toujours la même quantité d'antitoxine pour être neutralisé, alors que son pouvoir toxique serait, en réalité, réduit de moitié.

Il peut en résulter des erreurs graves dans la détermination du pouvoir antitoxique d'un sérum.

L'unité antitoxique est, d'après la notation d'Ehrlich, la quantité de sérum antitoxique qui neutralise *in vitro* 100 fois la dose mortelle de toxine. Supposons, pour fixer les idées, qu'une toxine essayée sur les animaux renferme 100 doses mortelles dans 1^{cc} et qu'elle soit neutralisée par 1^{cc} de sérum antitoxique. On dira que 1 centimètre de sérum renferme une unité antitoxique.

Mais, si la toxine qui vient de nous servir se transforme par moitié en toxoïdes, essayée directement sur l'animal, elle se trouvera affaiblie de moitié, c'est-à-dire qu'elle ne représentera plus que 50 doses mortelles.

Pour la faire servir à l'essai d'une antitoxine, il faudra en employer 2^{cc} au lieu d'un seul. Et, comme nous savons que l'antitoxine se fixe aussi bien sur la toxine que sur les toxoïdes, il faudra, dans ce cas, 2^{cc} de sérum antitoxique pour neutraliser les 2^{cc} de toxine.

Elle apparaîtra donc comme moitié moins active, puisqu'il en faudra le double pour neutraliser les 100 doses mortelles, et cependant, elle n'aura pas changé de pouvoir neutralisant.

Ehrlich admet de plus que les microbes peuvent sécréter directement des toxoïdes en même temps que les toxines.

Il nomme ces toxoïdes des *toxones* pour les distinguer de ceux qui résultent de la transformation des toxines. De sorte qu'une culture récente peut contenir de la toxine et des toxones et que la même culture vieillie renfermerait à la fois de la toxine, des toxones et des toxoïdes, chacune de ces dernières substances possédant des affinités différentes pour l'antitoxine.

L'affaiblissement apparent de la toxine diphtérique ne serait pas déterminé par une destruction partielle de la toxine, par oxydation, mais, d'après les théories d'Ehrlich, par une transformation graduelle de la toxine en toxoïdes.

INSTRUCTION

Pour l'emploi du sérum antidiphtérique.

Le sérum antidiphtérique est du sérum de sang de cheval immunisé contre la diphtérie. *Il conserve ses propriétés pendant plus d'une année si on le maintient dans un endroit dont la température est peu élevée, sans sortir le flacon de l'étui qui le renferme.* Le sérum préparé à l'Institut Pasteur *ne contient aucun antiseptique*, et, par conséquent, peut être injecté sans inconvénient à très haute dose.

Action préventive. — Employé à la dose de 5 à 10^{cc}, le sérum donne une immunité passagère contre la diphtérie; cette immunité dure trois semaines environ; on peut donc faire des injections préventives aux personnes exposées à la contagion. Le pouvoir préventif du sérum livré par l'Institut Pasteur est au moins de 100.000, c'est-à-dire qu'il suffit d'injecter à un cobaye une quantité de ce sérum égale à 1/100.000 de son poids pour qu'il puisse supporter, sans être malade, une dose de culture virulente ou de toxine capable de faire périr les cobayes témoins en moins de trente heures. Cette activité correspond environ à celle d'un sérum de 250 unités immunisantes de M. Ehrlich.

Action thérapeutique. — Injecté en quantité suffisante, le sérum antidiphtérique guérit la maladie déclarée, si toutefois elle n'est pas arrivée à une période trop avancée. La dose à employer varie suivant le moment de l'intervention, l'intensité de la maladie : 5 à 10^{cc} suffisent pour les diphtéries bénignes, prises au début; 15 à 20^{cc} sont nécessaires si la maladie est sévère ou si elle date de plusieurs jours. Il faut, exceptionnellement, jusqu'à 30^{cc}, et même au delà, dans les cas très graves, notamment dans ceux où la diphtérie est étendue au larynx et aux bronches. Il est donc impossible de fixer la quantité de sérum qui guérit un cas de diphtérie. Le médecin devra se guider sur la marche de la température et du pouls, ainsi que sur l'état général du malade. Aussi longtemps que la température rectale n'est pas tombée au-dessous de 38°, on ne peut considérer la maladie comme terminée. En général, les fausses membranes se détachent dans les vingt-quatre heures qui suivent l'injection du sérum, si la dose injectée est suffisante.

Lorsqu'un enfant présente du tirage, on pourra souvent éviter la trachéotomie en lui injectant une première fois 15 à 20^{cc} de sérum, et en pratiquant, douze heures après, une nouvelle injection de 10 à 20^{cc}, si l'amélioration n'est pas suffisante.

Il est préférable d'injecter, dès le début, une dose de sérum un peu forte et capable d'arrêter la maladie, plutôt que de faire, à plusieurs reprises, des injections de doses faibles.

Injections. — On doit faire les injections dans le tissu cellulaire sous-cutané, au niveau du flanc, en prenant toutes les précautions antiseptiques nécessaires. On lave d'abord la région avec de l'eau phéniquée à 2 %, ou avec un soluté de sublimé au millième; on doit, au moment même de pratiquer l'injection, stériliser la seringue et la canule, en les plongeant dans l'eau froide que l'on porte ensuite à l'ébullition pendant un quart d'heure. On recouvrira avec du coton antiseptique l'endroit où la piqûre a été faite. L'introduction du sérum sous la peau est très peu douloureuse, et le liquide est résorbé en quelques instants.

Avant d'injecter le sérum, il est nécessaire de s'assurer qu'il est resté limpide.

Le diagnostic bactériologique de la diphtérie devra toujours être fait, puisque c'est le seul moyen de connaître, d'une manière certaine, si le cas est justiciable du traitement par le sérum, et d'être fixé sur les mesures de désinfection à prescrire; mais, comme le traitement sérothérapique est d'autant plus efficace qu'il est institué plus tôt, il ne faudrait pas, sous prétexte d'attendre le résultat du diagnostic bactériologique, retarder l'injection de sérum, surtout si le cas se présente comme sérieux. On sait, en effet, que le sérum injecté en temps utile prévient l'empoisonnement diphtérique, mais qu'il est impuissant contre l'empoisonnement accompli, qui se traduit par la paralysie, l'irrégularité de la respiration et du pouls. Lorsque ces symptômes se manifesteront, malgré l'injection du sérum, c'est qu'alors on sera intervenu trop tard ou que la dose administrée aura été trop faible.

Inconvénients du sérum. — A la suite des injections de sérum antidiphtérique, on observe assez souvent une éruption d'urticaire qui apparaît le plus souvent dans les huit jours qui suivent le commencement du traitement. Cette éruption peut être accompagnée d'une légère élévation de température ; elle disparaît sans causer de malaise notable. Plus rarement, on voit survenir des éruptions mal définies (érythèmes polymorphes), avec mouvement fébrile. Exceptionnellement, surtout dans les cas où les fausses membranes contiennent du streptocoque en même temps que le bacille diphtérique, on observe des gonflements articulaires douloureux qui accompagnent l'éruption, et, dans ce cas, l'état fébrile pourra se prolonger plusieurs jours. Les adultes sont peut-être plus sujets que les enfants à ces manifestations érythémateuses fébriles. Tous ces accidents sont très passagers, et n'ont jamais présenté de gravité sérieuse.

Observation très importante. — La date inscrite sur l'étiquette est celle de la préparation du sérum.

Ce sérum conservant toute son efficacité pendant plus d'une année, il n'y a aucune utilité à renouveler le flacon avant ce laps de temps. Le sérum préparé à l'Institut Pasteur de Paris se conserve indéfiniment limpide. Dans le cas où, par suite du soulèvement du bouchon, le contenu d'un flacon viendrait à se troubler, ce flacon serait immédiatement échangé.

BIBLIOGRAPHIE

(1) Klebs [1]. *Congrès de Wiesbaden*, 1883.

(2) Lœffler [2]. Mittheilungen auss dem Kaiserl. Gesundheitsamte. Vol. II, 1884, p. 421.

(3) G. von Hoffmann [3]. Recherches sur le bacille de Klebs et de Lœffler, et sur son importance pathogénique. *Wiener med. Woch.*, n° 3 et 4, 1888

[1] D'après Roux et Yersin (4).
[2] Idem.
[3] Idem.

(4) E. Roux et A. Yersin. Contribution à l'étude de la diphtérie. *Annales de l'Institut Pasteur*, t. II, p. 629, 1888.

(5) E. Roux et A. Yersin. Contribution à l'étude la diphtérie, 3e mémoire. *Annales de l'Inst. Pasteur*, t. IV, p. 385, 1890.

(6) L. Corbett. *Centralblatt f. Bakt.*, t. XXIII, p. 375.

(7) Sakharoff. Simplification du diagnostic bactériologique de la diphtérie. *Annales de l'Institut Pasteur*, t. VI, p. 451, 1892.

(8) E. Roux et A. Yersin. Contribution à l'étude de la diphtérie, 2e mémoire. *Annales de l'Institut Pasteur*, t. III, p. 273, 1889.

(9) Guinochet. Contribution à l'étude de la toxine du bacille de la diphtérie. *Archives de médecine expérimentale*, t. IV, 1892; et *C. R. de la Société de Biologie*, 1892, p. 480.

(10) L. Brieger et C. Frænkel. Recherches sur les poisons des bactéries. *Berlin. Klin. Wochenschrift*, 1890, n° 11.

(11) Wassermann et Proskauer. Ueber die von Diphteriebacillen erzeugten Toxalbumine. *Deutsch. med. Woch.*, 1891, n° 17.

(12) Boer et Brieger. Ueber Antitoxine und Toxine. *Zeitschrift f. Hygiene*, t. XXI, p. 259.

(13) C. Frænkel. Vaccination contre la diphtérie. *Berlin. Klin. Woch.*, 1890, n° 49.

(14) Behring. Ueber die Diphterie-Immunität bei Thieren. *Deutsch. med. Woch.*, n° 50, p. 1145, 1890.

(15) Behring et Kitasato. Ueber das Zustandekommen der Diphterie-Immunität und der Tetanus Immunität bei Thieren. *Deutsch. med. Woch.* p. 1113, 1890.

(16) Wassermann. Ueber Concentrirung der Diphterie-Antitoxine aus der Milch immunisirter Thiere. *Zeitsch. f. Hygiene*, Bd. XVIII.

(17) Aronson. *Berliner Klin. Wochenschrift.*, 1894, n° 19.

(18) Pour la bibliographie concernant les premiers essais de sérothérapie antidiphtérique entrepris par Behring et ses collaborateurs, se reporter à la note 1 de la page 610 des *Annales de l'Institut Pasteur*, 1894, à l'article de Roux et Martin.

(19) Behring et Ehrlich. *Deutsch. med.*, *Woch.*, n° 20, 1894.

(20) Ehrlich, Kossel et Wassermann. *Deutsch. med. Woch.*, n° 16, 1894.

(21) E. Roux, L. Martin et A. Chaillou. Trois cents cas de diphtérie traités par le sérum antidiphtérique. *Annales de l'Inst. Pasteur*, t. VIII, p. 640, 1894.

(22) Aronson. *Wiener med. Woch.*, nos 46-48, 1894.

(23) Behring. *Zeitsch. f. Hygiene*, 1893, p. 641.

(24) Theobald Smith. *The Wilder quarter Century Book.* Ref. *in. Centralblatt für Bakt.*, t. XIV, 1893; et t. XVIII, 1895.

(25) Spronck. Sur les conditions dont dépend la production du poison dans les cultures diphthériques. Moyen simple de préparer une toxine très active. *Annales de l'Institut Pasteur*, 1895, p. 758.

(26) Park et Mlle Williams. *The Journal of experimental medicine*, 1 vol. p. 1.

(27) Kossel. *Centralblatt f. Bakt.* Abth. 1, 1896.

(28) NICOLLE. Préparation de la toxine diphtérique. *Annales de l'Inst. Pasteur*, t. X, p. 333.

(29). L. MARTIN. Production de la toxine diphtérique. *Annales de l'Institut Pasteur*, t. XII, p. 27, 1898.

(30) SPRONCK. Préparation de la toxine diphtérique. Suppression de l'emploi de la viande. *Annales de l'Institut Pasteur*, t. XII, p. 701, 1898.

(31) BRIEGER, KITASATO et WASSERMANN. Über Immunität und Giftfestigung. *Zeitsch. f. Hyg.*, Bd. XI. 1892.

(32) PARODLOBSKY et MAKSUTOFF. *Zeitsch. f. Hygiene.*, vol. XXI, p. 485, 1896.

SÉRUM ANTIVENIMEUX

I

DES VENINS

La découverte des toxines microbiennes devait fatalement attirer l'attention des physiologistes sur les venins. Comme les toxines et comme les diastases, les venins agissent à des doses infinitésimales ; ils sont influencés par l'action de la chaleur et peuvent être absorbés sans danger par la voie stomacale ; enfin, leur nature chimique est encore des plus mal définies.

La plupart des travaux publiés jusqu'à ces temps derniers se rattachent surtout à la physiologie de l'envenimation ; parmi ceux qui s'occupent de la question chimique et de la composition des venins, nous citerons :

Divers mémoires de L. Bonaparte (1) en 1843, décrivant dans le venin de vipère jusqu'à six substances différentes, dont l'une de nature albuminoïde, la *vipérine*, serait le principe toxique spécial de cette sécrétion.

Entre 1860 et 1868, Weir Mitchell (2) en Amérique confirme les idées de L. Bonaparte ; compare la partie albuminoïde active du venin de crotale à la ptyaline et à la pepsine. En 1883, ce même auteur sépare du même venin une albumine inerte, une peptone, et une globuline très active.

En France, A. Gautier (3) en 1881 retire du venin de trigonocéphale et de naja deux alcaloïdes qu'il nomme *najine* et *élaphine*, mais ne possédant que peu d'action sur les animaux. D'ailleurs, pour l'auteur, la partie active serait azotée et se rapprocherait par sa composition de la partie incristallisable extractive des urines normales.

La nature albuminoïde du principe actif des venins est encore affirmée par Norris Wolfenden (4), qui en 1885 isole et décrit une séro-albumine, une globuline et une acidalbumine, toutes trois toxiques, mais douées d'actions physiologiques différentes.

Par contre, Kanthack (5) attribue la toxicité des venins à une albumose.

En somme, la nature intime du principe actif nous est encore inconnue.

Mais les travaux récents sur les poisons microbiens nous les montrent si voisins des venins par leurs propriétés générales, qu'on peut par analogie jusqu'à nouvel ordre les considérer comme des toxines animales; c'est ce qui explique pourquoi les essais de vaccination contre les toxines tétanique ou diphtérique aient été suivis de près par des tentatives de même ordre contre les morsures de serpents.

Immunisation contre les venins.

Déjà en 1887, Sewal (6) avait annoncé qu'on pouvait faire supporter aux pigeons des quantités relativement grandes de venin de serpent, à la condition de débuter par de très petites doses. En 1890, Kauffmann (7) était arrivé à conférer au chien une résistance assez grande contre le venin des vipères en procédant par des inoculations successives de petites doses de venin.

Mais ce sont surtout les travaux de Calmette, Phisalix et Bertrand en France, et de Fraser en Angleterre, travaux inspirés par la médication antitoxique, qui ont placé la question sur son véritable terrain.

En 1892, Calmette (8), dans une étude sur le venin de *naja tripudians*, avait essayé sans grand succès d'immuniser les animau contre l'envenimation, soit en pratiquant des inoculations de venin chauffé, puis des doses croissantes de venin actif, soit en leur injectant du venin additionné de permanganate de potasse ou de chlorure d'or, soit en leur faisant ingérer pendant dix jours consécutifs des doses progressivement croissantes de venin pur. Il avait réussi seulement à rendre des animaux réfractaires à des doses mortelles pour des animaux non préparés. Il s'agissait donc d'une sorte d'accoutumance plutôt que d'une véritable immunisation.

En 1894, Phisalix et Bertrand (9), chauffant du venin de vipère vers 80° et l'inoculant à des cobayes, constatent que les animaux résistent et ne sont nullement incommodés. En augmentant la dose de venin chauffé, les animaux succombent en présentant une hypothermie considérable, mais jamais d'œdème ni de réaction inflammatoire. De plus, le cobaye qui a reçu de faibles doses et qui a résisté peut supporter ensuite l'inoculation de doses plusieurs fois mortelles de venin pur. Ils conclurent de cette expérience que le venin de vipère renferme deux substances toxiques : l'une, phlogogène, qu'ils nomment *échidnase* et qui est entièrement détruite par le chauffage à 80° et l'autre, à action générale, qui impressionne vivement le système nerveux, trouble le fonctionnement de l'appareil vaso-moteur et suffit pour amener la mort après une hypothermie considérable ; ils lui donnent le nom d'*échidno-toxine*.

« Ces deux substances, ajoutent-ils, sont considérablement « modifiées sinon détruites par une température voisine de « 75°. Le venin ainsi chauffé acquiert des propriétés vaccinantes, « soit parce que la chaleur respecte des substances douées de « ces propriétés, soit parce qu'elle en fait naître aux dépens des « matières toxiques. »

Ils nomment *échidno-vaccin* le venin modifié par la chaleur.

Quelques jours après, le 10 février, les mêmes auteurs (10) annonçaient à la Société de Biologie que leur échidno-vaccin provoquait dans le sang des cobayes inoculés l'apparition d'une substance antitoxique. Le sérum de ces animaux mélangé à une dose mortelle de venin le rendait inoffensif ; inoculé à des cobayes neufs, il les protégeait contre l'envenimation.

Le même jour, Calmette (11) communiquait les résultats qu'il avait obtenus avec le venin de cobra en employant d'autres procédés. Il était parvenu à immuniser les animaux en leur inoculant progressivement de petites quantités de venin pur, ou mieux en mélangeant préalablement le venin avec du chlorure d'or ou des hypochlorites. Il montrait ensuite que le sérum des animaux ainsi vacciné était antitoxique, préventif et thérapeutique, non seulement contre le venin qui avait servi à immuniser l'animal, mais encore contre le venin d'autres espèces.

Pendant ce temps Fraser (12), d'Edimbourg, publiait ses recherches sur le même sujet. Il avait réussi à immuniser divers animaux, lapin, chat et cheval, en leur inoculant des doses croissantes de venin dilué. Il se servait de venin de diverses espèces de serpents, particulièrement de venin de cobra et de crotale.

Il reconnut que le sang des animaux ainsi immunisés était antitoxique et même thérapeutique. Dans les dernières expériences, Fraser se servit non pas du sérum lui-même, mais du sérum préalablement desséché et pulvérisé et qu'il nomme *antivénène.*

Toutefois les affirmations de l'auteur écossais étaient trop timides pour entraîner la conviction, elles ne s'appuyaient que sur des ébauches d'expériences, son antivénène n'étant pas suffisamment active.

La sérothérapie antivenimeuse était donc possible, et, si l'on réfléchit à la mortalité effrayante qui suit la morsure des serpents dans certaines régions de l'Inde, elle était appelée à rendre d'importants services.

C'est surtout Calmette qui entra résolument dans la voie de la pratique et ce sont ses expériences que nous allons rapporter.

II

LE PRINCIPE ACTIF DU VENIN

La toxicité d'un venin varie avec l'espèce qui le fournit. Si on applique à la mesure de cette toxicité la notation employée par Roux pour la toxine tétanique et qui est basée sur le nombre de grammes d'animal tués par 1g ou 1cc de toxine, on voit que 1g de venin de Naja tripudians tue 4.000kg de lapin, soit une activité de 4.000.000, tandis que d'autres venins donnent :

Hoplocephalus....................	3.450.000
Pseudechis	800.000
Pelias berus (vipère)	250.800

Ces chiffres s'appliquent au lapin, ils seraient fort différents pour le cobaye qui est bien plus sensible ; l'activité du venin de vipère s'élèverait dans ce cas à 3.330.000. Le contraire aurait lieu pour le chien.

Néanmoins, quelle que soit la toxicité des divers venins, Calmette (13) a démontré qu'ils étaient tous identiques, et que le sérum d'un animal vacciné contre l'un d'eux, le venin de cobra, par exemple, protégeait l'organisme contre tous les autres (venins de vipère, de céraste, etc.).

Cette identité a été contestée par Cunningham à cause de la différence frappante de symptômes qui accompagnent l'envenimation, et qui varient avec l'espèce du serpent mordeur.

C'est ainsi que les venins de Vipéridés (vipère, crotale, *pseudechis* d'Australie) provoquent d'abondantes hémorrhagies et des hématuries, tandis que celui des Colubridés (cobra capel, naja haje) produisent des œdèmes sans hémorrhagies.

Mais Calmette a fait voir qu'en chauffant les venins de Vipéridés à 70° pendant 15 minutes, de manière à provoquer la coagulation d'une matière albuminoïde, ils perdaient du même coup leurs propriétés hémorrhagiques tout en conservant leur toxicité intacte. Les symptômes que manifestent les venins de Vipéridés chauffés sont alors exactement les mêmes que ceux des Colubridés non soumis au chauffage; il y a alors identité entre les effets locaux et généraux de tous les venins.

C'est là un fait capital, puisqu'il permet d'employer un seul sérum contre les morsures de toutes les espèces de serpents.

On sait que les toxines microbiennes sont entraînées mécaniquement par un précipité de phosphate de chaux. Le principe actif des venins ne l'est pas. Il n'est pas modifié par addition de solution iodurée de Gram ni par le trichlorure d'iode; mais il est particulièrement sensible à l'action du chlorure d'or et des hypochlorites, et nous verrons tout à l'heure tout le parti que Calmette a tiré de cette propriété.

D'après Wehrmann (14), qui a essayé l'action d'un certain nombre de diastases sur le venin, sa toxicité est réduite rapidement par la ptyaline, la papaïne et la pancréatine, tandis que la pepsine, la présure et l'amylase n'ont qu'une faible action et que l'émulsine, la sucrase et les oxydases n'en ont pas du tout.

Ces faits expliquent pourquoi le venin ingéré par la voie gastrique est inoffensif; il est détruit par la salive et par le suc pancréatique, mais non par la pepsine.

Nous avons vu qu'une température de 70° n'avait pas d'action sur la toxicité d'un venin et qu'elle en séparait seulement une matière albuminoïde douée de propriétés hémorrhagipares. Il faut atteindre une température de 95° à 100° pour lui faire perdre son activité et pour certains d'entre eux il est nécessaire de prolonger le chauffage pendant quelque temps.

L'action de la chaleur varie avec la dilution du venin. Elle est d'autant plus marquée que le venin est plus dilué.

Phisalix et Bertrand ont montré que le venin de vipère, chauffé à 80°, perd ses propriétés phlogogènes et une partie de son pouvoir toxique. La chaleur peut donc devenir un mode d'atténuation pour le venin de serpent.

Nous avons rapporté au commencement de ce chapitre les tentatives faites par divers auteurs dans le but d'isoler la substance active du venin. Les uns en ont fait une globuline; d'autres, une peptone. Nous avons dit que Phisalix et Bertrand y distinguaient deux substances toxiques, l'une douée de propriétés phlogogènes qui serait détruite à 80° et qu'ils ont nommée *échidnase*; l'autre, le véritable agent de l'envenimation, l'*échidno-toxine*, que la chaleur transformerait en *échidno-vaccin*.

A la suite de nouvelles expériences, Phisalix (15) propose une autre interprétation de la transformation des venins en vaccins; l'échidno-vaccin existerait tout formé dans le venin, il serait plus résistant à la chaleur que l'échidnase et que l'échidno-toxine, ce qui expliquerait l'action de la chaleur dans leur première expérience. A l'appui de sa thèse, il montre que du venin simplement filtré sur une bougie de porcelaine perd ses propriétés toxiques et possède des propriétés vaccinantes.

Calmette, de son côté (16), a essayé de séparer le principe actif. Il y a réussi en partie en combinant la dialyse à l'action de la chaleur.

Un gramme de venin de cobra desséché dans le vide est dissous dans 100^{cc} d'eau distillée stérile et chauffé à 76° pendant une demi-heure dans un matras scellé.

Le lendemain, nouveau chauffage à 80° pendant 15 minutes. On filtre pour séparer les flocons d'albumine coagulés et le liquide est mis à dialyser dans un courant d'eau distillée pendant 24 heures pour éliminer les sels. Ce qui reste est évaporé dans le vide. Calmette obtint ainsi un résidu amorphe pesant 12 *milligrammes*.

« Ce venin débarrassé d'albumine et de sels donne la réaction du biuret, il fournit un léger précipité avec le réactif de Milon. Sa solution ne se trouble pas par la chaleur et ne donne pas la réaction orange des xanthoprotéines. Inoculé aux lapins, il tue 2kg d'animal en 20 minutes à la dose de 0mg01 (*un centième de milligramme*) en injection intraveineuse, alors qu'il faut 0mg6 du même venin sec normal pour donner la mort dans le même temps.

« Cette substance que l'on peut considérer comme renfermant la presque totalité des matières actives du venin est donc extrêmement toxique. Elle présente seulement quelques-unes des réactions albuminoïdes.

« Les albumines du venin coagulées par la chaleur, retenues par filtration sur papier, puis lavées à l'eau stérile, ne retiennent aucun principe toxique. On peut inoculer à un lapin tout le coagulum produit par 1g de venin sans occasionner la mort.

« *Le venin, désalbuminé par la chaleur, n'est ni retenu, ni modifié par le passage à travers la bougie Chamberland.* »

Calmette explique donc l'expérience de Phisalix que nous avons reproduite plus haut par cette circonstance que Phisalix opérait sur du venin non chauffé, c'est-à-dire en somme sur un liquide albumineux; l'albumine, obstruant en grande partie les pores du filtre, constituait à sa surface une véritable membrane dialysante.

Il n'admet pas non plus l'existence de substances vaccinantes résistant à la chaleur. Pour lui, la chaleur modifie tous les venins à des températures variables, en diminuant graduellement leur toxicité.

Lorsqu'on inocule aux animaux des venins chauffés, à des doses voisines de celles qui donneraient la mort avec des venins normaux, c'est comme si on leur inoculait de petites doses non mortelles de venin normal; et la preuve, c'est que, si on augmente la dose de venin modifié par la chaleur, on peut tuer les animaux.

Le chauffage ne transforme donc pas les venins en vaccins, il diminue seulement leurs propriétés toxiques.

III

PRÉPARATION DU SÉRUM ANTIVENIMEUX

Comme pour les sérums antitoxiques que nous avons étudiés, la préparation du sérum antivenimeux s'obtient par l'immunisation d'un animal dont le sérum acquiert de ce fait des propriétés antitoxiques, préventives et thérapeutiques.

Cette immunisation peut s'obtenir par trois procédés différents.

Premier procédé. — En injectant du venin modifié par la chaleur. C'est le procédé de Phisalix et Bertrand. Il est très rapide, puisqu'il ne demande que quarante-huit heures pour rendre un cobaye réfractaire à la dose mortelle, mais il ne permet de vacciner ces animaux que contre une quantité de poison voisine de la dose mortelle. Il faut, pour obtenir une immunité solide, recourir à des inoculations répétées, ce qui revient à employer le second procédé.

Deuxième procédé. — Par accoutumance à des doses faibles et répétées de venin. Méthode longue et délicate, car, si les inoculations sont trop rapprochées, l'animal maigrit et ne tarde pas à succomber.

Troisième procédé. — En inoculant aux animaux un mélange de venin et de solution étendue d'hypochlorite de soude ou de chaux. C'est, en somme, une méthode analogue à celle que Roux et Vaillard ont employée dans le tétanos et la diphtérie. On diminue graduellement la quantité d'hypochlorite et on arrive ainsi à faire supporter à l'animal des doses plusieurs fois mortelles de poison.

A l'Institut Pasteur de Lille, Calmette procède de la manière suivante :

Un gramme de venin desséché et dissous dans 100^{cc} d'eau distillée.

Le venin employé est soit du venin de cobra pur, soit un mélange de venin de cobra, de bothrops et de crotale.

Son activité doit être telle que 2/10 de centimètre cube en injection intra-veineuse tuent un lapin de 2 kilos en vingt minutes. *C'est l'unité toxique.*

Cette solution de venin est chauffée au bain-marie à 72° en vase scellé pendant une demi-heure pour la débarrasser des matières albuminoïdes phlogogènes dont nous avons parlé et des microbes de septicémie salivaire toujours nombreux dans la salive des serpents.

C'est ce liquide filtré et qui a conservé toute sa toxicité qu'on inocule.

« On commence par injecter, sous la peau de l'encolure d'un cheval, en arrière de l'épaule, des doses graduellement croissantes de venin, mélangées à une quantité très petite et graduellement décroissante d'une solution d'hypochlorite de chaux à 1/60.

Les injections sont répétées tous les quatre à cinq jours, au début, ou espacées davantage si les phénomènes locaux sont trop accentués.

« En général, au bout de deux mois, les chevaux, dont il faut suivre attentivement les variations de poids, peuvent supporter une dose de venin pur, capable de tuer 100 kilogrammes de lapin. A partir de ce moment, le pouvoir antitoxique de leur sérum est déjà très manifeste et les phénomènes locaux deviennent moins graves après chaque injection.

« Un délai d'au moins six mois est nécessaire avant qu'un sérum soit suffisamment actif pour être employé en thérapeutique. »

IV

PROPRIÉTÉS DU SÉRUM DES ANIMAUX VACCINÉS

Le sérum des animaux immunisés contre le venin est antitoxique. Il détruit les effets du venin *in vitro*, et, chose très importante, ainsi que nous l'avons déjà dit, il agit de même sur toutes les espèces de venins, quelle que soit leur origine. Il est préventif, et cette propriété est acquise pour ainsi dire immédiatement, mais elle n'est pas de longue durée.

Il est thérapeutique. Des lapins inoculés avec une dose de venin qui tue un témoin en deux heures reçoivent 3^{cc} de sérum antivenimeux dans la veine marginale de l'oreille, les uns une demi-heure, d'autres une heure et un troisième lot une heure et demie après l'inoculation du venin. Les animaux des deux premières séries résistent. Dans la troisième, un lapin meurt, et un autre guérit après avoir présenté les premiers symptômes de l'envenimation.

Il est donc possible d'intervenir efficacement dans le cas de morsures par des serpents venimeux, à la condition d'agir vite.

Nous ne pouvons rapporter ici les observations faites dans l'Inde sur le traitement antivenimeux appliqué à l'homme. Elles sont nombreuses et ne comportent pas d'insuccès. Si on réfléchit que les morsures des serpents de cette région sont le plus souvent mortelles en deux heures, et qu'elles causent par an plus de 2.000 victimes, on comprend tout l'intérêt qui s'attache à la préparation du sérum antivenimeux.

Mesure du pouvoir antitoxique du sérum antivenimeux.

On ne peut songer à employer ici la méthode de Behring ni celle de Roux, parce que : 1° la sensibilité des divers animaux est variable à l'égard d'un même venin ; 2° la toxicité du venin change avec l'espèce de serpent qui l'a fourni, et pour un même serpent avec le moment où il a été recueilli ; 3° la quantité de sérum à injecter aux animaux est en raison inverse de leur résistance.

Voici comment Calmette procède à l'Institut Pasteur de Lille :

Il mesure l'activité d'un sérum par la quantité qui, injectée dans les veines d'un lapin, l'immunise en cinq minutes contre la dose de 2^{cc} de la solution de venin d'épreuve au centième, dont nous avons parlé plus haut, c'est-à-dire contre une dose toxique normale.

Un sérum de cette activité possède un pouvoir thérapeutique tel que, si on expérimente sur un chien avec des doses tuant celui-ci en six heures, 10^{cc} de sérum injecté deux heures *après* le venin préservent *sûrement* l'animal ; 20^{cc} de sérum injecté trois heures après le venin empêchent également la mort.

Si 1^{cc} suffit pour préserver un lapin de 2 kilogrammes contre l'*unité toxique* de venin, nous dirons que le sérum expérimenté renferme 2000 *unités antivenimeuses* par centimètre cube, soit 20,000 par dose de 10^{cc}.

Le sérum, préparé à l'Institut Pasteur de Lille, possède une valeur antitoxique de 10,000 unités antivenimeuses par dose de 10^{cc}.

Durée de l'Immunité produite par les Venins et par le Sérum.

Nous retombons encore ici sur la question de l'immunité active et de l'immunité passive.

La première, conférée par des inoculations répétées de doses non mortelles de venin, est solide; sa durée dépend de la quantité de venin inoculé; des lapins se sont montrés réfractaires 8 mois encore après la dernière inoculation.

L'immunité conférée par le sérum est très fugace. Elle dure seulement de 2 à 4 jours suivant la dose de sérum injectée.

Même en répétant les injections de sérum à un lapin, tous les jours pendant deux semaines, on arrive tout au plus à prolonger chez lui l'état réfractaire pendant 20 à 25 jours, mais jamais à lui donner une immunité durable comme celle qui est produite par l'accoutumance à des doses progressivement croissantes de venin.

« L'immunité que confère le sérum est extrêmement énergique, mais elle disparaît en un très court espace de temps. »

V

Nous avons déjà cité (page 45) l'expérience de Calmette qui démontre que, dans la neutralisation du venin par le sérum antitoxique, *in vitro*, l'antitoxine et le venin existent dans le mélange en conservant tous deux leurs propriétés. Si l'on chauffe un semblable mélange à 70°, l'antitoxine est détruite, de sorte que le liquide recouvre ses propriétés toxiques qui avaient été neutralisées par l'antitoxine (17).

D'autre part, l'hypochlorite de soude, qui a une action si énergique sur le venin, ne modifie pas l'antitoxine.

Si on ajoute 5^{cc} de sérum antivenimeux à 4 milligrammes de venin et si on injecte le tout à un lapin par la voie intraveineuse, l'animal restera bien portant. Mais si, une heure après, on lui inocule 1 milligramme de venin pur, il mourra, car la quantité d'antitoxine suffisante pour neutraliser les 4 milligrammes de poison ne l'était pas pour protéger le lapin contre une dose plus forte.

Si l'on répète l'expérience en ajoutant à 5^{cc} de sérum 4 milligrammes de venin et 1^{cc} de solution d'hypochlorite de chaux à 10 %, on pourra, après avoir injecté le liquide à un lapin, lui faire supporter une nouvelle dose de venin de 1 milligramme sans danger, car, dans ce cas, l'hypochlorite aura détruit la substance toxique en respectant l'antitoxine. Et Calmette conclut (18) :

« Dans un mélange *in vitro* de toxine et de sérum antitoxique, la toxine ne semble pas altérée ni modifiée par l'antitoxine, il faut par suite admettre :

« Ou bien que ces deux substances restent intactes à côté l'une de l'autre;

« Ou bien qu'elles contractent une combinaison très instable que la chaleur et diverses substances chimiques dissocient facilement en restituant à l'une ou à l'autre les propriétés qu'elle possédait avant le mélange. »

Dans un mémoire publié en 1895 (17), Calmette, en essayant l'action de divers sérums antitoxiques ou normaux sur le venin, avait remarqué que le sérum antitétanique agissait sur le venin *in vitro*, mais qu'il n'était nullement préventif; injecté à un lapin, il ne le préservait pas de l'envenimation ; il en était de même du sérum des animaux vaccinés contre l'abrine, et du sérum antistreptococcique. Le sérum antidiphtérique n'avait aucune action, tandis que le sérum des animaux immunisés contre la rage manifestait nettement des propriétés antitoxiques et préventives vis-à-vis des venins, *pourvu qu'on ne dépassât pas de beaucoup la dose mortelle*.

Mais en 1898, revenant sur ces faits, Calmette (19) montre qu'il ne s'agit pas d'une action *antitoxique vraie*, c'est-à-dire spécifique à l'égard du venin. On a tout simplement affaire ici à des effets de stimulation cellulaire, effets très passagers et qui peuvent être produits par des substances très différentes, par exemple par du bouillon simple.

C'est dans ce sens qu'il interprète les expériences de Fraser d'Edimbourg et de Phisalix (20) sur le pouvoir préventif de la bile, de la cholestérine, des sels biliaires, de la tyrosine et du suc de certains champignons.

INSTRUCTION

Sur le traitement des morsures venimeuses par le Sérum antivenimeux.

« Ce traitement comporte, en premier lieu, l'injection à l'homme ou à l'animal mordu, d'une ou de plusieurs doses de sérum antivenimeux. Une dose de 10^{cc}, représentant au moins 20.000 unités antivenimeuses, suffit dans la plupart des cas. Néanmoins, lorsque le serpent mordeur sera supposé appartenir à l'une des espèces réputées les plus dangereuses dans les pays chauds, ou lorsque l'intervention sera très tardive, on devra, par prudence, en injecter deux ou même trois doses simultanément.

« L'injection, dans les cas ordinaires, sera faite sous la peau de l'abdomen, dans le flanc droit ou gauche, avec les précautions antiseptiques d'usage.

« Lorsque les phénomènes d'intoxication se seront déjà manifestés et qu'il conviendra d'agir promptement pour éviter la mort, on pratiquera l'injection par voie intra-veineuse, dans la veine du pli du coude ou dans toute autre veine superficielle.

« Le sérum est efficace pour prévenir l'intoxication par tous les venins, quelle que soit l'espèce de serpent mordeur.

« Il est également efficace à l'égard du venin des scorpions.

« Lorsqu'un animal domestique (cheval, bœuf, mouton, chien, etc.) aura été mordu par un serpent ou mordu par un scorpion, même si des symptômes d'intoxication grave se sont déjà manifestés, on pourra presque toujours empêcher la mort en pratiquant à cet animal, sous la peau du ventre ou de l'encolure, l'injection d'une dose de sérum antivenimeux.

« Le traitement par le sérum ne comporte aucune contre-indication à l'emploi des moyens capables de détruire le venin restant dans les plaies ou de limiter son absorption. Il sera toujours utile de pratiquer la ligature du membre mordu, au-dessus des plaies, pour gêner la circulation veineuse superficielle, et on devra, dans tous les cas, laver très soigneusement les morsures soit avec une solution d'acide chromique à 1 %, soit, ce qui est préférable, avec une solution récente d'hypochlorite de chaux à 1 gramme pour 60 d'eau bouillie, ou avec une solution de chlorure d'or à 1 %. Ces deux dernières substances sont les plus efficaces pour détruire sur place le venin qui n'aurait pas encore été absorbé.

« Il est inutile de pratiquer des cautérisations avec un fer rouge ou avec un agent chimique quelconque. On se bornera à effectuer un bon pansement antiseptique et à réveiller la sensibilité du malade, si elle est déjà atteinte, par quelques frictions modérées. Les excitants du système nerveux, café, alcool, etc., sont plus nuisibles qu'utiles.

« A la suite de l'injection du sérum, l'état des malades s'améliore très rapidement en quelques heures, sans qu'on ait à redouter aucun accident consécutif. »

BIBLIOGRAPHIE

(1) L. Bonaparte. — *Gazzetta toscana delle science medicofisice*, 1843, p. 160.

(2) Weir Mitchel. — Researches upon venon of the rattlesnakeh. *Smithsonian contribution*, 1860, p. 97 et 1886, p. 136, et *Experimental contribution to the toxicology of rattlesnakes venon*, *New-York*, 1868.

(3) A. Gautier. — *Académie de médecine*, 12 et 19 janvier 1886.

(4) Norris Wolfenden. — *Journal of Physiology*, 1886, p. 327.

(5) Kanthack — *Journal of Physiology*, 1892, p. 172.

(6) Sewall. — *Journal of Physiology*, t. VIII, p. 203, cité par A. Gautier dans « les *Toxines microbiennes* ».

(7) Kauffmann. — Sur le venin de vipère. *Société de biologie*, 1894, p. 113.

(8) Calmette. — Etude expérimentale du venin de naja tripudians ou cobra capel. *Annales de l'Institut Pasteur*, t. VI, p. 160, 1892.

(9) Phisalix et Bertrand. — Atténuation du venin de vipère par la chaleur et vaccination du cobaye contre le venin. *C. R. de l'Académie des sciences*, t. CXVIII, p. 288, 5 février 1894.

(10) Phisalix et Bertrand. — Sur la propriété antitoxique du sang des animaux vaccinés contre le venin de vipère. *C. R. de l'Académie des sciences*, t. CXVIII, p. 356, 2 février 1894, et *Société de biologie*, 10 février 1894.

(11) Calmette. — Propriété du sérum des animaux immunisés contre le venin de serpent. Thérapeutique de l'envenimation. *C. R. de l'Académie*

des sciences, t. CXVIII, p. 720, 27 mars 1894, et *Société de biologie*, 10 février 1894.

(12) Fraser. — *Revue scientifique*, 1895, p. 43.

(13) Calmette. — Contribution à l'étude du venin des serpents. *Annales de l'Institut Pasteur*, t. VIII, p. 275, 1894.

(14) Wehrmann. — Contribution à l'étude du venin des serpents. *Annales de l'Institut Pasteur*, t. XII, p. 510, 1898.

(15) Phisalix. — Action du filtre de porcelaine sur le venin de vipère. *Société de biologie*, 1896, p. 656.

(16) Calmette. — Sur le venin des serpents. *Annales de l'Institut Pasteur*, t. XI, p. 251, 1897.

(17) Calmette. — Contribution à l'étude des venins, des toxines et des sérums anti-toxiques. *Ann. de l'Inst. Pasteur*, t. IX, p. 225, 1895.

(18) Calmette et Deléarde. — Sur les toxines non microbiennes. *Ann. de l'Inst. Pasteur*, t. X, p. 675, 1896.

(19) Calmette. — Sur le mécanisme de l'immunité contre les venins. *Annales de l'Inst. Pasteur*, t. XII, p. 343; 1898.

(20) Phisalix. — La cholestérine et les sels biliaires, vaccins chimiques du venin de vipère. *Société de biologie*, 1897, p. 1057.

La tyrosine, vaccin chimique du venin de vipère. *Société de biologie*, 1898, p. 153.

Les sucs de champignons vaccinent contre le venin de vipère. *Société de biologie*, 1898, p. 1151.

TROISIÈME PARTIE

SÉRUMS ANTIINFECTIEUX

CHAPITRE PREMIER

SÉRUM ANTISTREPTOCOCCIQUE

I

LE STREPTOCOQUE

On donne le nom de streptocoque à un organisme signalé pour la première fois par Pasteur et Doléris (1) dans le sang de femmes atteintes de fièvre puerpérale et retrouvé depuis dans diverses suppurations par Ogston (2), Passet (3), Rosenbach (4), etc., mais c'est Felheisen (5) qui réussit le premier en 1882 à l'obtenir en culture pure et lui assigna ses caractères.

Depuis il a été rencontré un peu partout, dans l'air, dans l'eau, dans les cavités naturelles de l'homme sain où il semble vivre en saprophyte inoffensif.

Le nombre d'affections causées par le streptocoque est considérable : abcès, phlegmons, ostéomyélites, fièvre puerpérale, érysipèle, angines graves à fausses membranes où il accompagne parfois le bacille de Lœffler, infection purulente, méningites, endocardites, certaines pleurésies purulentes, etc. C'est un agent de suppuration souvent redoutable pouvant amener de graves complications dans la marche d'un grand nombre d'affections microbiennes.

Caractères du streptocoque.

Il se présente au microscope sous la forme de coccus réunis en chaînettes comprenant un nombre très variable d'articles et offrant une grande diversité dans leurs dimensions.

Il est immobile, ne se colore pas par la méthode de Gram, et ne liquéfie pas la gélatine.

Il pousse très bien à la température de 37° dans le bouillon ordinaire, mais sa culture ne présente pas une grande constance d'aspect. Tantôt le bouillon est uniformément trouble, tantôt, après un trouble passager, il s'éclaircit en donnant un dépôt floconneux. Dans tous les cas, le milieu s'acidifie et le microbe ne tarde pas à périr.

Les colonies sur gélatine sont petites, transparentes et peu caractéristiques. C'est un anaérobie facultatif.

« Des streptocoques, dit Marmorek (6), qui ont le même aspect au microscope et dans les cultures, inoculés de la même façon à des animaux sensibles (souris, lapins), amèneront tantôt une infection généralisée rapidement mortelle, tantôt une lésion locale peu étendue, ou même parfois se montreront inoffensifs. Bien plus, un streptocoque qui a fait périr un homme ne produit souvent chez l'animal qu'une maladie insignifiante. Aux difficultés résultant de la variabilité dans la forme se joignent donc celles qui proviennent de la variabilité dans la virulence. »

II

IMMUNISATON

Les premiers essais de vaccination contre le streptocoque de l'érysipèle par les produits solubles de ses cultures sont dus à Roger (7).

En inoculant à des lapins des cultures filtrées n'ayant pas subi l'action de la chaleur et les mêmes cultures chauffées à 110° il était arrivé aux conclusions suivantes :

« Le streptocoque de l'érysipèle, quand il se développe à l'abri de l'air, produit une substance toxique que l'alcool précipite et que la chaleur détruit.

« Les cultures filtrées et *non chauffées*, injectées dans les veines d'un animal, diminuent d'une façon durable la résistance à l'infection par le streptocoque.

« Les cultures filtrées et *chauffées* à 100°, injectées dans les veines d'un animal, augmentent sa résistance et le mettent à l'abri de l'infection par le streptocoque. »

En même temps Roger indique l'emploi du sérum comme milieu de culture propre à conserver la virulence du microbe.

En 1895, Charrin et Roger (8) d'une part et Marmorek (9) de l'autre communiquaient les premiers résultats de leurs expériences sur la préparation d'un sérum antistreptococcique. Charrin et Roger opéraient de la manière suivante :

Des cultures du streptocoque de l'érysipèle sur bouillon et âgées de 10 jours sont concentrées au bain-marie, *sans filtration préalable*, et réduites au 1/10 de leur volume et portées ensuite à l'autoclave à 115°. C'est cet extrait de culture qu'ils injectent à un mulet à la dose de 30^{cc} tous les 15 jours. Au bout de huit opérations semblables l'animal avait reçu 240^{cc} de liquide représentant 2.400^{cc} de culture stérilisée. Ces injections ne produisirent aucun trouble. Quinze jours après la dernière injection le sérum du mulet était préventif et thérapeutique.

A la suite de cet exposé, les auteurs citent une observation sur l'application de ce sérum à un cas de fièvre puerpérale qui aurait guéri.

Marmorek, de son côté, opérait différemment. Sa communication à la Société de Biologie fut suivie peu de temps après (juillet 1895) d'un mémoire très circonstancié publié dans les *Annales de l'Institut Pasteur*. C'est ce mémoire que nous allons analyser.

III

SÉRUM ANTISTREPTOCOCCIQUE DE MARMOREK

1° Milieu de culture apte a conserver la virulence du streptocoque

Quand il s'agit d'obtenir un sérum thérapeutique, il est indispensable de pouvoir compter sur la virulence des cultures que l'on emploie. De plus, il faut pouvoir augmenter cette virulence à volonté, puisque nous savons qu'un sérum est d'autant plus actif que l'animal qui le fournit a subi lui-même des inoculations plus virulentes. Or, comme nous l'avons dit tout à l'heure, le streptocoque perd rapidement sa virulence dans les milieux de culture. Il fallait donc trouver un moyen de lui conserver son activité. C'est ce à quoi est arrivé Marmorek par l'emploi du sérum humain associé au bouillon peptonisé ordinaire. Deux parties de sérum humain pour une partie de bouillon constituent un milieu particulièrement favorable.

Comme le sérum humain n'est pas toujours facile à se procurer, Marmorek le remplaça par du liquide d'ascite. Mais ici la proportion à employer n'est plus la même. Il faut 1 partie de liquide d'ascite pour 2 parties de bouillon.

De bons résultats ont été fournis aussi par les sérums d'âne, de mulet et de cheval ajoutés dans la proportion de 2 parties à 1 partie de bouillon, mais ils ne valent pas néanmoins le sérum humain.

2° Exaltation de la virulence du streptocoque

Une fois possesseur d'un milieu capable de conserver la virulence acquise, Marmorek s'occupa d'exalter cette virulence par des passages successifs de lapin à lapin.

On peut dire que les résultats qu'il annonce dépassent l'imagination.

Une culture sur bouillon d'un streptocoque retiré d'une angine à fausses membranes, inoculée à la dose d'un demi-centimètre cube dans les veines d'un lapin, le tuait en 3 jours.

Le sang du cœur de ce premier lapin ensemencé dans le milieu sérum humain-bouillon et inoculé après un séjour de 48 heures à l'étuve fait périr un deuxième lapin en 18 heures. Un troisième lapin traité de même meurt en 12 heures, et ainsi de suite. Au bout de deux mois, le virus est devenu d'une activité si grande « qu'un microbe unique, pour ainsi dire, introduit sous la peau d'un lapin suffit à le faire périr ».

« Un milliardième de centimètre cube (0,000 000 001) amène inévitablement la mort. »

3° Identité des divers streptocoques

Ayant soumis à cette épreuve des streptocoques d'origine diverse : érysipèle, phlegmon, angine, etc., Marmorek constata qu'une fois renforcés, ils faisaient périr les animaux d'expérience de la même manière, c'est-à-dire de septicémie suraiguë; il en conclut que tous les streptocoques sont de même origine et que, si les uns semblent faire plus particulièrement de l'érysipèle, et les autres des abcès, ou de l'infection purulente, la cause en est due à leur virulence propre.

Pour lui, les distinctions tirées de l'aspect des cultures, de la longueur des chaînettes ou de la grosseur des grains sont illusoires, le même streptocoque pouvant présenter ces différents caractères suivant le milieu où on le cultive ou suivant l'organisme dans lequel il se développe, et il arrive à cette conclusion : si toutes les affections, si nombreuses, dans lesquelles les streptocoques jouent le principal rôle sont produites par un seul et même organisme, il suffira pour les traiter d'un sérum unique.

Cette identité des divers streptocoques, loin d'être admise par l'universalité des expérimentateurs, semble au contraire infirmée par certaines expériences dont nous parlerons tout à l'heure.

Quoi qu'il en soit, c'est en partant de ce principe que Marmorek a entrepris l'immunisation de grands animaux dans le but d'obtenir un sérum curatif.

4° Immunisation des animaux

Au lieu d'immuniser les animaux à l'aide de cultures chauffées, comme le faisaient Roger et Charrin, Marmorek leur injecte sous la peau d'abord des doses faibles de culture d'un streptocoque extrêmement actif et répète les injections quand l'animal est rétabli, en augmentant la dose de façon que chaque inoculation soit accompagnée d'une réaction énergique.

Ce procédé qui donne un sérum plus actif ne peut être appliqué aux animaux très sensibles comme le lapin, mais convient très bien à l'immunisation des grands animaux, ânes ou chevaux.

Comme pour les sérums antitoxiques, le cheval est encore l'animal de choix.

Il faut commencer par des doses extrêmement faibles de culture virulente pour tâter sa sensibilité qui est des plus variables. On les augmente ensuite peu à peu jusqu'à réaction fébrile. Quand celle-ci a cessé, on recommence. Peu à peu l'animal s'accoutume à l'action du streptocoque, car il réagit moins quand on lui injecte plusieurs fois de suite la même dose de culture; mais dès qu'on augmente celle-ci, la fièvre apparaît de nouveau. Cette réaction de l'organisme est indispensable à l'obtention d'un sérum actif.

Cette méthode, comme on le voit, est longue et délicate : il faut plus d'un an pour amener un cheval à un degré d'immunisation convenable; de plus, il faut prendre garde de ne pas faire toutes les inoculations au même point si l'on veut éviter la production d'œdèmes énormes lents à se résorber et se terminant par suppuration.

Comme exemple d'immunisation, Marmorek cite un cheval de 240 kilogrammes, à qui on inocula pour débuter un millionième de centimètre cube, puis 5 millionièmes et ainsi graduellement jusqu'à 1 centimètre cube. La fièvre fut presque nulle, la température ne dépassa pas 39°. Avec 5^{cc} elle atteignit 40°, avec redoublement et réaction prolongée à la 12e inoculation qui fut de 65^{cc}. Le cheval reçut ainsi, en 5 mois, 13 injections, soit en tout 195^{cc} de culture. Le sérum retiré alors donna des résultats satisfaisants.

Dans le but d'obtenir un sérum qui soit à la fois antidiphtérique et antistreptococcique, ce qui serait d'un secours précieux dans les diphtéries à associations, on peut aussi immuniser contre le streptocoque des chevaux déjà vaccinés contre la diphtérie, et chose intéressante, ceux-ci réagissent moins bien contre le streptocoque virulent que les chevaux neufs.

Comme nous l'avons dit, le sérum ainsi obtenu ne saurait être antitoxique. La toxine produite par le streptocoque ne diffuse pas facilement dans les cultures, de sorte que si on filtre une culture, même de virulence, exaltée, on n'obtient qu'un liquide faiblement toxique.

Marmorek a essayé néanmoins d'immuniser un cheval avec cette toxine. En deux mois l'animal reçut 1260^{cc} répartis en

14 injections. Il réagit très peu et son sérum se montra à peine préventif, la petite quantité d'antitoxine produite étant en rapport avec la quantité de toxine existant dans la culture filtrée.

Quand un cheval a été amené au degré d'immunisation voulu, on attend que la fièvre, résultant de la dernière inoculation, soit tombée, puis on laisse encore 4 à 5 semaines s'écouler avant la saignée.

On mesure le pouvoir préventif du sérum par la quantité nécessaire pour rendre insensible à l'action d'une dose dix fois mortelle un lapin de 16 à 1800 grammes qui l'a reçue 18 heures avant l'injection. On peut obtenir des sérums dont le pouvoir préventif est de 7000, c'est-à-dire que des lapins ont été protégés par l'injection d'une quantité de sérum égale au 1/7000 de leur poids.

L'auteur a soin d'ajouter que les propriétés thérapeutiques du sérum sont moins prononcées que ses propriétés préventives, surtout quand il s'agit de virus exalté. Il faut, pour guérir un lapin ainsi infecté, beaucoup plus de sérum, et surtout il faut intervenir rapidement, au moins dans les 6 heures; tandis qu'avec des streptocoques de virulence ordinaire, on obtient encore des effets curatifs même après 24 et 30 heures.

Marmorek termine son mémoire par une série d'observations concernant l'application de la sérothérapie au traitement de certaines affections streptococciques chez l'homme : érysipèle, fièvre puerpérale, angines, phlegmons, etc. Les résultats obtenus sont satisfaisants, surtout quand le streptocoque ne se trouve pas associé à d'autres microbes pathogènes; dans ce dernier cas, le sérum semble avoir peu d'action. Aussi l'auteur insiste-t-il sur la nécessité d'éclairer le diagnostic par un examen bactériologique sérieux si l'on ne veut pas s'exposer à de cruels mécomptes.

IV

Nous avons vu que, d'après Marmorek, les divers streptocoques isolés jusqu'ici appartiendraient à une espèce unique et que leurs diverses manifestations seraient dues seulement à des variations de virulence. Il en concluait qu'un sérum unique devait agir dans toutes les affections streptococciques.

Ces conclusions ont été combattues par un grand nombre d'expérimentateurs et confirmées aussi par d'autres. Il ne nous est pas possible de prendre position dans ce débat qui est toujours ouvert; nous nous contenterons de résumer les phases du procès, laissant à l'avenir le soin de conclure.

Nous ne parlerons pas des expériences de Koch (10) et de Petruschky (11) qui vont jusqu'à dénier toute valeur au travail de Marmorek, prétendant que son sérum n'agit pas sur le streptocoque qui a servi à le préparer. Ces assertions ont été reconnues inexactes par tous ceux qui se sont occupés de la question (Bordet, Méry, J. Courmont, Lemoine, Desse, etc.).

En 1896, Nocart et Lignières (12) observent que le sérum de Marmorek, efficace contre le streptocoque de l'anasarque du cheval, est, par contre, sans action sur le streptocoque de la gourme dont il semble même favoriser le développement.

La même année, Méry (13), ayant isolé un streptocoque du sang d'un enfant scarlatineux, constate que le sérum antistreptococcique est sans action sur lui, tandis qu'il est très actif contre le streptocoque employé par Marmorek.

L'année suivante, Méry et Lorrain (14), sur 7 streptocoques provenant de scarlatine, en trouvent 6 réfractaires à l'action du sérum et un seul sensible. Ils en concluent que le streptocoque que l'on rencontre dans la scarlatine n'appartient pas à la même espèce que le streptocoque de Marmorek.

Viennent ensuite les expériences de J. Courmont de Lyon.

Dans une première note (15), Courmont reconnaît que le sérum de Marmorek immunise bien les lapins contre le streptocoque de Marmorek, mais qu'il n'a aucune efficacité contre un streptocoque isolé d'un érysipèle humain. « Ou ces deux microbes, dit-il, sont deux espèces distinctes, ou bien les nombreux passages à travers le lapin ont éloigné le streptocoque de Marmorek de son type primitif. »

Quelques mois plus tard (16), il compare les lésions produites par les deux streptocoques : celui de Marmorek ne donnerait jamais d'érysipèle au lapin, même après avoir été atténué. Il s'agirait donc de deux espèces distinctes, ce qui expliquerait la non-efficacité du sérum.

Lemoine (17) a opposé à ces conclusions quatre expériences

dans lesquelles des streptocoques provenant d'érysipèle humain ont été influencés par le sérum de Marmorek.

De son côté, Van de Velde (18) étudia une vingtaine de streptocoques isolés d'affections diverses : érysipèle, fièvre puerpérale, péritonites, angines, etc. ; tous ces streptocoques donnaient l'érysipèle au lapin. Il est donc partisan de l'unité de l'espèce. Mais, ayant immunisé des chevaux avec certains d'entre eux, il vit que le sérum d'un animal vacciné contre le microbe A, par exemple, était inefficace contre le microbe P ou contre le microbe M et réciproquement. Il immunisa alors un animal au moyen des deux streptocoques A et P, et le sérum devint actif pour les deux espèces ; de là, la nécessité de vacciner les animaux en se servant de plusieurs variétés de streptocoques afin d'obtenir ce que l'auteur appelle un sérum antistreptococcique *polyvalent*.

A l'exemple de Van de Velde, J. Courmont (19) a immunisé un âne avec deux échantillons de streptocoque de l'érysipèle et a essayé l'action du sérum sur 11 streptocoques pyogènes d'origine humaine, tuant le lapin par inoculation intra-veineuse. Ce sérum s'est montré immunisant contre 7 espèces, y compris les deux inoculées à l'âne et favorisant pour les 4 autres parmi lesquelles se trouvaient des streptocoques de l'érysipèle. « Il semble donc, conclut-il, que l'espèce streptocoque pyogène n'est pas assez hautement différenciée pour qu'on puisse obtenir facilement un sérum immunisant contre tous les échantillons de microbes. »

Enfin, tout récemment, Lignières (20) est venu apporter toute une série d'observations desquelles il semble résulter que les divergences relevées dans les résultats tiennent à ce que les injections d'épreuves sont beaucoup trop violentes pour permettre de percevoir l'action immunisante des sérums. Il faut inoculer les cultures, non dans les veines, mais sous la peau, après avoir cherché à déterminer la dose minima mortelle et éviter de la dépasser. « Nous n'avons pas, dit-il, de sérum antistreptococcique dont les propriétés soient comparables à celles des sérums antidiphtériques ou antitétaniques, et toute inoculation un peu violente dans les veines d'un lapin le tue malgré l'action du sérum actif. »

Pour Lignières, il y a lieu d'établir deux grands groupes

parmi les streptocoques, l'un répondant au type du streptocoque pyogène de l'homme, l'autre au streptocoque gourmeux du cheval.

Les premiers seuls seraient influencés par le sérum de Marmorek, à la condition d'opérer comme il vient d'être dit.

L'emploi de ce sérum en médecine vétérinaire lui aurait donné de nombreux succès dans le traitement de l'anasarque du cheval et, sans vouloir généraliser ces conclusions à l'homme, il termine en disant que ce serait se priver d'une chance de guérison que de repousser systématiquement l'emploi du sérum antistreptococcique dans le traitement des affections à streptocoques.

Tel est l'état de la question.

Comme le dit très bien Lignières, le sérum de Marmorek n'étant pas un sérum antitoxique ne peut agir avec la rapidité d'un sérum antitétanique ou antivenimeux; son action s'exerce contre la virulence du streptocoque, c'est-à-dire contre le développement d'un être vivant et non contre les substances chimiques sécrétées par lui.

Il faut donc compter sur l'entrée en jeu d'une foule de facteurs, dont l'un paraît jusqu'ici dominer les autres : la question de races.

Peut-être si l'on parvenait, soit par des artifices de culture, soit par des procédés physiques ou mécaniques, à obtenir une toxine streptococcique active, pourrait-on préparer alors un sérum antitoxique beaucoup plus actif et agissant sur toutes les variétés de streptocoques. C'est vers ce but que doivent tendre tous les efforts des expérimentateurs.

INSTRUCTION

Pour l'emploi du Sérum antistreptococcique.

Le Sérum antistreptococcique est le Sérum de sang de cheval immunisé contre différents streptocoques. Ce microbe cause, à lui seul ou associé à d'autres bactéries, l'érysipèle, la fièvre puerpérale, le phlegmon. Certaines angines, bronchites, broncho-pneumonies, lymphangites, infections postopératoires, et septicémies, sont provoquées par le streptocoque. Il se trouve fréquemment avec le bacille de Lœffler dans la diphtérie et le croup, et toujours dans l'angine scarlatineuse.

Le Sérum antistreptococcique s'applique donc à toutes ces formes différentes de streptococcie, — pourvu que l'examen bactériologique, qui doit être pratiqué dans tous les cas, démontre la présence de ce microbe.

Le Sérum conserve ses propriétés curatives pendant plus d'une année, si on le maintient dans un endroit dont la température est peu élevée, et sans sortir le flacon de l'étui qui le renferme.

Le Sérum, préparé à l'Institut Pasteur, *ne contient aucun antiseptique.*

Le Sérum antistreptococcique est absolument inoffensif, même à très fortes doses. Le seul inconvénient qu'on observe, très rarement, après les injections du Sérum, est un érythème passager qui ne s'accompagne d'aucun malaise sérieux.

Le traitement par le Sérum antistreptococcique est d'autant plus efficace qu'il est commencé plus tôt. Il ne faudra donc jamais hésiter à l'employer, dès le début, si l'on soupçonne une infection à streptocoques. Si celle-ci se présente comme grave, il est plus prudent de ne pas attendre le résultat de l'examen bactériologique.

La dose ordinaire est de 20^{cc} pour tous les âges, même les plus tendres, et pour toutes les maladies streptococciques. Cette dose doit être portée à 50^{cc} dans les cas où le danger est imminent. Le traitement par le Sérum doit être continué jusqu'à la disparition complète de tous les symptômes pathologiques, en injectant des doses, simples ou doubles, toutes les douze ou vingt-quatre heures, selon la gravité des symptômes. Aussitôt que l'état général et les signes locaux sont améliorés, il suffit de donner une dose par jour.

Il est préférable d'injecter, dès le début, une dose de Sérum un peu forte et capable d'arrêter la maladie que de faire, à plusieurs reprises, des injections de doses faibles.

L'application du Sérum antistreptoccique n'a pas de contre-indications.

Dans les cas de diphtérie où l'on trouve dans la gorge du bacille diphtérique associé au streptocoque, il faut injecter simultanément les deux Sérums.

8

Injections. — On doit faire les injections dans le tissu cellulaire sous-cutané, au niveau du flanc, en prenant toutes les précautions antiseptiques nécessaires. On lave d'abord la région avec de l'eau phéniquée à 2 %, ou avec un soluté de sublimé au millième; on doit, au moment même de pratiquer l'injection, stériliser la seringue et la canule, en les plongeant dans l'eau froide que l'on porte ensuite à l'ébullition pendant un quart d'heure [1]. On recouvrira avec du coton antiseptique l'endroit où la piqure a été faite. L'introduction du Sérum sous la peau est très peu douloureuse et le liquide est résorbé en quelques instants.

Ce Sérum conservant toute son efficacité pendant plus d'une année, il n'y a aucune utilité à renouveler le flacon avant ce laps de temps. Le Sérum préparé à l'Institut Pasteur de Paris se conserve indéfiniment limpide. Dans le cas où, par suite du soulèvement du bouchon, le contenu d'un flacon viendrait à se troubler, ce flacon serait immédiatement échangé.

L'Institut Pasteur délivre également du Sérum antistreptococcique desséché et contenu dans des tubes en verre scellés à la lampe. Chaque tube représente 10^{cc} de Sérum liquide.

BIBLIOGRAPHIE

(1) Doleris. — La fièvre puerpérale. *Thèse de Paris*, 1880.

(2) Ogston. — Report upon microorganisms in surgical disease. *The British medical journal*, 12 mars, 1881.

(3) Passet. — Untersuchungen über die Ætiologie der eitrigen Phlegmone des Menschen. *Berlin*, 1885.

(4) Rosenbach. — Mikroorganismen bei den Wundinfections Krankheiten der Menschen. *Wiesbaden*, 1884.

(5) Felheisen. — Die Ætiologie des Erysipels. *Berlin*, 1883.

(6) Marmorek. — Le streptocoque et le sérum antistreptococcique. *Annales de l'Institut Pasteur*, t. IX, p. 593, 1895.

(7) Roger. — Action des produits solubles du streptocoque de l'erysipèle. *C. R. de la Société de biologie*, p. 538, 1891.

(8) Charin et Roger. — Essai d'application de la serum-thérapie au traitement de la fièvre puerpérale. *C. R. de la Société de biologie*, 23 février 1895.

[1] En ajoutant à l'eau une petite quantité de borate de soude, on évite l'oxydation des aiguilles d'acier.

(9) MARMOREK. — Le streptocoque. *C. R. de la Société de biologie*, 23 février, 1895.

(10) KOCH ET PETRUSKY. — Beobachtungen über Erysipel-Impfungen am Menschen. *Zeitsch. f. Hygiene*, XXIII.

(11) PETRUSCHKY. — Entscheidungsversuche zur Frage der Specificität des Erysipelstreptococcus. *Zeitsch. f. Hygiene*, XXIII, 3, p. 142.

(12) NOCARD ET LIGNIÈRES. — *Recueil de médecine vétérinaire*, 30 mars 1896.

(13) MERY. — Sur une variété de streptocoque réfractaire au sérum de Marmorek. *C. R. de la Société de biologie*, 1896, p. 398.

(14) MERY ET LORRAIN. — De l'action du sérum de Marmorek sur les streptocoques des scarlatineux. *C. R. de la Société de biologie*, 1897, p. 370 et 199.

(15) J. COURMONT. — Le sérum de Marmorek n'immunise pas le lapin contre le streptocoque de l'érysipèle. *C. R. de la Société de biologie*, mars 1897, p. 268.

(16) J. COURMONT. — Le streptocoque de l'érysipèle et celui de Marmorek sont deux espèces microbiennes différentes. *C. R. de la Société de biologie*, juillet, 1897, p. 774.

(17) G.-H. LEMOINE. — Streptocoques de l'érysipèle influencés par le sérum de Marmorek. *C. R. de la Société de biologie*, octobre 1897, p. 912.

(18) VAN DE VELDE. — De la nécessité d'un sérum antistreptococcique polyvalent pour combattre le streptocoque chez le lapin. *Archives de médecine expérimentale*, Juillet 1897.

(19) J. COURMONT. — Essai, contre onze streptocoques pyogènes, d'un sérum antistreptococcique obtenu avec deux streptocoques d'érysipèle. *C. R. de la Société de biologie*, juin 1898, p. 675.

(20) LIGNIÈRES. — Streptocoques et sérum de Marmorek. *C. R. de la Société de biologie*, novembre 1898, p. 1009.

(21) J. DESSE. — La sérothérapie antistreptococcique. Étude expérimentale et critique. *Paris, J.-B. Baillière*, 1898.

CHAPITRE II

SÉRUM ANTIPESTEUX

I

LE BACILLE DE LA PESTE

Le bacille de la peste a été découvert en 1894, par Yersin (1), pendant l'épidémie qui a sévi à Hong-Kong. Il a réussi à isoler du bubon des pestiférés un cocco-bacille court, trapu, à bouts arrondis, se colorant facilement par toutes les couleurs d'aniline, ne prenant pas le Gram. Les extrémités du bacille se colorent plus fortement que le centre, de sorte qu'il présente souvent un espace clair en son milieu.

Il pullule dans les bubons et se retrouve dans les crachats, l'urine et les déjections des malades. Le sang en renferme quelquefois, mais en moins grande abondance; on ne l'y rencontre pas dans les cas très graves et rapidement mortels.

Sur gélose, il donne des colonies blanches, transparentes, à bords irisés.

En bouillon, le liquide reste clair et des grumeaux se déposent le long des parois et au fond du tube.

Le milieu de culture le plus favorable est une solution alcaline de peptone à 2 % additionnée de 1 à 2 % de gélatine.

Ces cultures périssent assez rapidement si on les abandonne à elles-mêmes. Il faut pour les conserver les réensemencer fréquemment. Dans les cultures vieillies, le microbe prend une disposition en chaînettes, présentant par places de gros renflements en boule.

La découverte de Yersin fut confirmée presque en même temps par Kitasato. Les souris et les rats sont très sensibles au bacille pesteux; ils périssent même par ingestion soit de culture, soit de fragments d'organes provenant d'animaux infectés.

Yersin a montré que les épidémies qui sévissent sur les souris et les rats et qui précèdent souvent l'apparition du fléau dans une localité, étaient dues au même bacille

II

IMMUNISATION

Les premiers essais de vaccination contre la peste ont été publiés en 1895.

Roux, Calmette, Borel et Yersin (2) essayèrent d'abord d'immuniser des lapins au moyen de cultures filtrées. Mais, n'ayant pas réussi, ils eurent recours à des injections, soit dans les veines, soit dans le péritoine, de cadavres de bacilles chauffés à 58° pendant une heure. Les premiers résultats furent encourageants. Le sérum d'un lapin ainsi vacciné se montra préventif chez un lapin, contre une injection de peste virulente. Ils entreprirent alors d'immuniser un cheval.

A cet effet, ils injectèrent dans les veines de l'animal la valeur d'une culture sur gélose d'un bacille vivant et virulent. Le cheval eut une réaction fébrile intense qui dura une semaine, puis il se rétablit lentement. Vingt jours après, nouvelle inoculation. La réaction fut aussi intense, mais de plus courte durée; au bout de six semaines de ce traitement, le sérum du cheval était préventif et thérapeutique pour les souris.

Un an après, en 1896, Yersin (3) eut l'occasion d'expérimenter le sérum en question sur un jeune Chinois, élève du séminaire de Canton, qui guérit d'une atteinte de peste grave après une injection de 30^{cc} de sérum; puis sur vingt-trois pestiférés d'Amoy, dont deux seulement succombèrent.

En 1897, l'extension et l'aggravation de l'épidémie dans l'Inde obligèrent Yersin à se rendre à Bombay avec des sérums provenant d'animaux en cours d'immunisation, et ne possédant par suite qu'un faible pouvoir antitoxique. Aussi les résultats furent-ils moins bons que ceux de l'année précédente et la mortalité s'éleva à 49 %. Le sérum, cependant, se montra nettement préventif.

Il fallait donc s'appliquer à exalter le pouvoir antitoxique du sérum antipesteux, et pour cela la condition essentielle était de se procurer comme point de départ un bacille pesteux très virulent.

Roux y parvint à l'aide d'un artifice qui lui avait déjà réussi dans l'étude de la toxine cholérique [1], je veux parler de la culture en sacs de collodion enfermés dans le péritoine des lapins. Les microbes se développent librement dans les humeurs qui ont passé à travers les parois du sac, et en peu de temps acquièrent une virulence très grande.

« Cette race renforcée est ensuite ensemencée dans un bouillon de culture qui doit renfermer un peu (1/2 %) de gélatine. Au bout de quelques jours, le liquide de culture devient si riche en toxine que, débarrassé des corps microbiens par filtration à travers la bougie Chamberland, il tue, en peu de temps, les animaux de laboratoire. On a encore une toxine plus active en laissant macérer les corps microbiens dans le liquide de culture recouvert d'une couche de toluol. Lorsque les bacilles sont morts, ils tombent au fond du vase, et le bouillon de culture, devenu clair, est précipité par le sulfate d'ammoniaque. On obtient ainsi une poudre qui renferme la toxine et peut être facilement conservée. Son activité est telle que un quart de milligramme suffit pour tuer une souris en quelques heures, et 4 centigrammes pour tuer un lapin (4) ». Une fois la toxine obtenue, la préparation d'un sérum antitoxique n'offre plus de difficultés.

« En principe, la sérothérapie antipesteuse doit être considérée comme résolue »; mais, en pratique, il faut s'efforcer d'obtenir un sérum de plus en plus antitoxique. C'est le seul moyen efficace que nous ayons de combattre un fléau terrible qui semblait éteint, mais dont le réveil subit est devenu une menace permanente pour l'Europe.

INSTRUCTION

Pour l'emploi du Sérum antipesteux.

Le Sérum antipesteux est du Sérum de sang de cheval immunisé contre la peste. L'expérience a montré que ce Sérum

[1] Voir page 124.

conserve ses propriétés pendant un an, si on le maintient à l'abri de l'humidité et de la lumière, sans sortir le flacon de l'étui qui le renferme. Une chaleur supérieure à 60° l'altère, mais il supporte facilement le transport et la température des pays chauds. Ce Sérum ne renferme aucune substance antiseptique; on peut, par conséquent, l'injecter à hautes doses sans inconvénients; par lui-même, il est inoffensif.

Action préventive. — Lorsqu'un cas de peste éclate dans une maison ou à bord d'un navire, il est prudent d'injecter 10^{cc} de Sérum à toutes les personnes exposées à la contagion. Cette pratique ne présente aucun inconvénient. L'injection préventive pourra être renouvelée après dix jours afin de prolonger l'immunité. Dans une localité très infectée, les injections pourront être répétées à plusieurs reprises.

Action curative. — Cette action est d'autant plus efficace que l'intervention est plus rapprochée du début de la maladie. Il vaut mieux donner d'emblée de fortes doses (20 à 30^{cc}) que d'injecter successivement des doses faibles.

Sous l'influence du Sérum, la fièvre décroît en quelques heures, et le gonflement des ganglions (bubons) diminue avec rapidité. Si cette amélioration ne se produit pas promptement après la première injection, il faut en faire une seconde, puis une troisième, jusqu'à disparition de la fièvre et des symptômes généraux et locaux.

Injections. — On doit faire les injections dans le tissu cellulaire sous-cutané, au niveau du flanc, en prenant toutes les précautions antiseptiques nécessaires. On lave d'abord la région avec de l'eau phéniquée à 2 %, ou avec un soluté de sublimé au millième; on doit, au moment même de pratiquer l'injection, stériliser la seringue et la canule, en les plongeant dans l'eau froide que l'on porte ensuite à l'ébullition pendant un quart d'heure. On recouvrira avec du coton antiseptique l'endroit où la piqûre a été faite. L'introduction du Sérum sous la peau est très peu douloureuse, et le liquide est résorbé en quelques instants.

Avant d'injecter le Sérum, il est nécessaire de s'assurer qu'il est resté limpide. Un léger trouble ou précipité n'indique pas une altération qui nécessite le rejet du flacon. L'Institut Pasteur délivre également du Sérum antipesteux desséché et contenu dans des tubes en verre scellés à la lampe. Chaque tube représente 10^{cc} de Sérum liquide.

BIBLIOGRAPHIE

(1) Yersin. — La peste bubonique à Hong-Kong. *Annales de l'Institut Pasteur*, 1894, p. 662.

(2) Yersin, Calmette et Borel. — La peste bubonique. *Ann. de l'Inst. Pasteur*, 1895, p. 589.

(3) Yersin. — Sur la peste bubonique. *Annales de l'Institut Pasteur*, 1897, p. 81.

(4) Metchnikoff. — Sur la peste bubonique. Communication au congrès de Moscou. *Ann. de l'Inst. Pasteur*, 1897, p. 737.

(5) Wyssokowitz et Zabolotny. — Recherches sur la peste bubonique. *Ann. de l'Inst. Pasteur*, 1897, p. 663.

(6) P. L. Simond. — La propagation de la peste. *Ann. de l'Inst. Pasteur*, 1898, p. 625.

(7) E. H. Hankin. — La propagation de la peste. *Ann. de l'Inst. Pasteur*, 1898, p. 705.

CHAPITRE III

SÉRUM ANTICHOLÉRIQUE

I

LE VIBRION CHOLÉRIQUE

Depuis la découverte de Koch en 1884, les travaux publiés sur le vibrion cholérique ont pris un développement considérable.

Il faudra donc, nécessairement, nous borner à faire un choix au milieu de cet amoncellement de mémoires pour retenir ceux qui ont trait à la question de l'immunité et plus particulièrement à la question de la sérothérapie du choléra.

Le choléra peut être considéré « comme un empoisonnement aigu causé par l'absorption d'une substance spéciale élaborée dans l'intestin par le bacille-virgule ».

Caractères du vibrion cholérique.

Le bacille-virgule ou vibrion cholérique est un spirille se présentant sous la forme de petits bâtonnets incurvés, très mobiles, aérobies et liquéfiant la gélatine.

Sur plaque de gélatine, les colonies apparaissent d'abord avec des contours irréguliers, entourés d'une auréole claire liquéfiante. Bientôt la liquéfaction augmente et donne de petits entonnoirs au fond desquels s'enfonce la colonie.

Par piqûre, la liquéfaction se produisant le long de la strie d'inoculation, mais surtout à la partie supérieure, prend l'aspect d'un entonnoir très allongé, surmonté d'une excavation sphérique ressemblant à une bulle d'air.

Les cultures sur gélose et sur pommes de terre n'offrent rien de caractéristique.

Le bacille croît sur bouillon en donnant un voile. Sur peptone, il donne à la fois de l'indol et un nitrite, si bien que, en additionnant la culture d'un acide minéral, on obtient une coloration rouge plus ou moins intense due à un dérivé nitrosé de l'indol. Cette réaction, désignée en Allemagne sous le nom de *Choléra-roth*, a été longtemps considérée comme caractéristique.

Il existe un grand nombre de races de vibrions cholériques se distinguant entre elles par leurs caractères biologiques et morphologiques, et dont les découvertes successives n'ont pas été sans jeter quelque trouble dans la question encore si obscure de l'étiologie du choléra.

La virulence du bacille-virgule est très variable, non seulement d'une race à l'autre, mais encore pour les divers échantillons de la même race. Les effets produits varient avec le mode d'inoculation.

En injection sous-cutanée, il donne lieu tantôt à une septicémie rapidement mortelle, tantôt à un état cachectique qui peut se prolonger pendant un certain temps avant d'amener la mort; d'autres fois l'animal guérit.

Introduit dans la cavité péritonéale, il provoque une péritonite spéciale dont les symptômes diffèrent entièrement de ceux du choléra humain. L'animal meurt après avoir présenté une phase d'hypothermie très marquée; la cavité péritonéale renferme un exsudat abondant, tantôt séreux, tantôt purulent, peu riche en microbes; l'intestin distendu ne contient également qu'une petite quantité de bacille-virgule.

Des essais pour donner aux animaux d'expérience un choléra intestinal semblable à celui de l'homme ont longtemps échoué.

Nicati et Rietsch (2) ont obtenu des résultats positifs en inoculant des cultures cholériques directement dans l'intestin des cobayes.

Koch [1] réussit également à infecter des cobayes par voie intestinale en introduisant préalablement dans l'estomac de ces animaux une solution de bi-carbonate de soude pour neutraliser le suc gastrique, et en arrêtant ensuite les mouvements

[1] Koch, *Loc. cit.*

péristaltiques de l'intestin au moyen d'une injection de teinture d'opium dans le péritoine.

Mais c'est Metchnikoff (3) qui a résolu la question en s'adressant à de jeunes lapins de deux à quatre jours, tétant leur mère, c'est-à-dire dont l'intestin est encore très pauvre en bactéries. Ces animaux prennent facilement le choléra quand on mêle une culture virulente de vibrions de Koch à leur nourriture, et ce choléra nettement intestinal offre tous les caractères de celui de l'homme.

Nature des produits toxiques fabriqués par le bacille-virgule.

Les premiers expérimentateurs attribuèrent l'empoisonnement cholérique à des ptomaïnes qu'ils avaient réussi à extraire soit des déjections [Pouchet (3), Villiers (4)], soit des cultures [Klebs (5), Winter et Lesage (6)].

Puis, l'attention se porta du côté des toxines.

En 1890, Petri (7) en cultivant le vibrion de Koch dans une solution de peptone obtient une *toxopeptone* non altérable par la chaleur, mais il remarque que la culture stérilisée avec les corps des microbes est plus active que la culture filtrée avant le chauffage.

En 1892, Gamaleïa (8) conclut à l'existence de deux substances toxiques de nature protéique : l'une altérable par la chaleur, et l'autre résistant à une température de 100°. Cette dernière serait la véritable toxine.

Wesbroock (9) isole un poison soluble de milieux de culture artificiels à base d'alcali-albumine.

Pour Pfeiffer (10), la toxine cholérique adhère aux corps des microbes et ne passe en solution que lorsque ceux-ci se désagrègent. « Dans le choléra humain, la toxine formée dans l'intestin a pour origine les vibrions morts ; en un mot, la cellule vibrionienne ne devient toxique que lorsqu'elle périt. »

Ces idées ont été combattues par Metchnikoff et Gruber.

En 1895, Ransomm (11) annonce qu'il est parvenu à extraire des cultures cholériques en bouillon un poison soluble d'une grande activité, inaltérable à 100° et permettant d'obtenir un sérum antitoxique. Seulement Ransomm néglige de décrire la méthode qui lui a servi à obtenir sa toxine. C'est là un oubli fâcheux que nous aurons plus d'une fois l'occasion de signaler dans les communications qui nous viennent d'Allemagne.

La question en était là quand parut le mémoire si important au point de vue doctrinal et en même temps si lumineux de Metchnikoff, Roux et Salimbeni (12). En raison de son importance, nous allons l'analyser en détail.

Les auteurs ont d'abord montré qu'il existait une toxine cholérique soluble diffusible pendant la vie du vibrion.

A cet effet, ils préparent de petits sacs de collodion de 3 à 4^{cc} de capacité. L'un d'eux, après stérilisation, est rempli d'une solution de peptone à 2 %, ensemencée avec une trace de vibrion virulent. Un second sac reçoit une émulsion de vibrions tués par les vapeurs de chloroforme ; un troisième ne renferme que du bouillon stérile. Ces trois sacs, entièrement clos, sont introduits avec pureté dans la cavité abdominale de trois cobayes.

Le cobaye témoin reste en bonne santé. Celui qui a reçu le sac contenant les vibrions morts est légèrement indisposé, il maigrit un peu, mais ne meurt pas. Quant au cobaye porteur du sac ensemencé avec des vibrions vivants, il succombe du troisième au cinquième jour avec tous les symptômes de l'empoisonnement cholérique.

A l'autopsie on ne trouve aucun microbe vivant dans les organes. Le sac de collodion est rempli d'un liquide trouble, laiteux, fourmillant de vibrions agiles, sans aucun leucocyte.

L'animal a donc été tué par les produits solubles de la culture diffusés à travers les parois du sac de collodion.

De plus, grâce aux échanges osmotiques qui s'effectuent à travers la membrane perméable du sac de collodion, le milieu artificiel ne tardait pas à acquérir toutes les qualités du milieu naturel dans lequel il était plongé. Le microbe se trouvait donc dans des conditions exceptionnellement favorables à son développement et à la production de sa toxine.

Ce procédé a été mis à profit par les auteurs pour maintenir dans des cultures la virulence des vibrions exaltée par des passages de cobaye à cobaye. En faisant alterner les passages en péritoine et en sac de 18 heures en 18 heures, ils arrivèrent à obtenir des cultures tuant un cobaye avec 1/160 de centimètre cube.

Préparation de la toxine cholérique.

Comme milieu de culture, il convient d'employer une solution de peptone à 2 % additionnée de 2 % de gélatine et de 1 % de sel marin. « Ce milieu est stérilisé dans des matras et ensemencé avec le contenu d'un sac retiré du péritoine d'un cobaye. Il est laissé à l'étuve pendant quelques heures, jusqu'à ce que la culture soit bien en train; puis il est distribué dans des boîtes de Petri stérilisées. Après 12 heures, un voile épais s'étend à la surface du liquide, trouble dans toute son épaisseur Au bout de 24 heures, les cultures filtrées sont manifestement toxiques. Cette toxicité est augmentée après 48 heures, elle est au maximum du troisième au quatrième jour. Elle diminue ensuite à mesure que les cultures deviennent très alcalines et odorantes. »

Ainsi préparée, la toxine cholérique n'est pas sensiblement altérée à l'ébullition, mais elle s'affaiblit rapidement à l'air et à la lumière. Elle est précipitée par l'alcool et le sulfate d'ammoniaque.

Ce sont les cobayes qui sont le plus sensibles à son action. « Les symptômes de l'empoisonnement sont semblables à ceux qui suivent l'introduction des cultures vivantes de vibrions dans le péritoine, mais ils surviennent plus rapidement. »

Nous verrons, tout à l'heure, quel parti les auteurs ont tiré de leurs expériences au point de vue de la sérothérapie anticholérique.

II

VACCINATIONS ANTICHOLÉRIQUES

Comme dans toutes les affections microbiennes que nous venons de passer en revue, les tentatives d'immunisation contre le choléra se réduisent aux deux modes généraux suivants :

1° Vaccination à l'aide des vibrions eux-mêmes morts ou vivants;

2° Immunisation par le sérum des animaux déjà vaccinés.

1° Vaccination à l'aide des vibrions vivants ou morts

Les premiers essais de vaccination sont dus à Ferran (13), de Barcelone, en 1885.

Ils furent repris sous une autre forme en 1892 et 1893 par Haffkine (14) qui opérait de la manière suivante :

Il commençait par exalter l'activité du virus cholérique, en injectant dans la cavité péritonéale du cobaye une dose plusieurs fois mortelle d'une culture sur gélose. L'épanchement qui en résulte fournit un liquide qu'on laisse, pendant quelques heures, au contact de l'air, avant de l'inoculer à un nouvel animal. Au bout de vingt passages, le bacille-virgule a acquis une virulence fixe. Se servant ensuite de ce virus renforcé, Haffkine le cultive à 39° sur du bouillon soumis à une aération continue. Il obtient ainsi une culture atténuée qui, inoculée à un cobaye, le rend réfractaire à l'inoculation d'une dose mortelle de virus fort. Dans l'application qu'il a faite à l'homme de cette méthode d'immunisation, l'auteur commence par injecter sous la peau le premier vaccin faible, puis, cinq jours après, le virus exalté; l'immunité est solidement acquise, au bout des huit jours qui suivent la deuxième vaccination. Les résultats obtenus seraient entièrement favorables. Sur 40.000 personnes ainsi traitées dans l'Inde, Haffkine dit n'avoir jamais constaté d'accident du fait de l'inoculation, et la mortalité aurait été des plus faibles. Il semble donc que le procédé soit appelé à rendre de grands services.

2° Vaccination par le sérum des animaux immunisés

Mais, en 1891, la découverte de Behring ayant attiré l'attention des biologistes sur le pouvoir immunisant du sérum des animaux vaccinés, les travaux sur le choléra subirent, de ce fait, une orientation nouvelle.

Lazarus, en 1892 (15), constate que le sérum des individus guéris du choléra est doué de propriétés préventives.

De leur côté, Klemperer (16) et Metchnikoff (17) montrent que cette particularité se rencontre dans la moitié des sérums de gens n'ayant jamais eu le choléra, et qu'elle manque parfois dans celui des convalescents.

En 1893, Paulowski et Buchstab (18) essayent d'obtenir un sérum actif en vaccinant des animaux.

En 1894, Pfeiffer et Issaef (19) obtiennent un sérum très actif en immunisant des chèvres, d'abord au moyen de cultures cholériques traitées, soit par la chaleur, soit par le chloroforme pour tuer les vibrions, puis en leur inoculant des cultures de plus en plus virulentes. Ils sont arrivés à obtenir aussi un sérum dont 1/15 de milligramme suffisait à empêcher la péritonite cholérique expérimentale du cobaye, mais n'ayant aucune action sur les produits solubles du bacille-virgule.

Lorsque Metchnikoff, Roux et Salimbeni eurent réussi à produire une toxine cholérique active, ils se mirent en devoir d'immuniser des animaux à l'aide de cette toxine, dans l'espoir d'obtenir un sérum antitoxique. Leurs premiers essais ont porté sur des cobayes et des lapins, puis sur des chèvres et, finalement, sur le cheval.

Une première injection de 10^{cc} de toxine produisit, chez ce dernier, une élévation de température (40°), en même temps que la formation d'un œdème volumineux au point d'inoculation, puis l'animal se rétablit. On lui fit ensuite à intervalle de dix à quinze jours de nouvelles injections de plus en plus fortes, et au bout de six mois il supportait 200^{cc} de toxine injectés en un seul coup. Chaque injection était accompagnée d'une réaction intense. Au bout de six mois, après avoir reçu un total de 950^{cc}, un cent. cube du sérum neutralisait quatre fois la dose mortelle de toxine *in vitro*. Au lieu de mélanger le sérum et la toxine, on peut les injecter séparément ; le résultat reste le même, mais il faut, dans ce cas, augmenter un peu la dose du sérum.

Le sérum, ainsi obtenu, est non seulement antitoxique, mais encore préventif. A la dose de 1/150 de centimètre cube, il protège un cobaye contre une dose sûrement mortelle de culture vivante.

Ces faits viennent donc confirmer ceux de Ransomm [1].

Ils démontrent de plus, d'une manière saisissante, l'influence qu'exerce le mode d'immunisation sur la qualité du sérum, et comment le même microbe peut, suivant les circonstances, fournir soit un sérum antiinfectieux, soit un sérum antitoxique.

[1] Voir page 124.

Pfeiffer, en immunisant ses animaux au moyen des corps microbiens morts ou vivants, obtient un sérum sans action sur la toxine, tandis que le sérum de Metchnikoff et Roux, préparé à l'aide de la toxine soluble, est puissamment antitoxique.

« Toutefois, il est certain que le poison cholérique existe dans le corps des vibrions; pourquoi injecté avec ceux-ci ne donne-t-il pas d'antitoxine? C'est sans doute parce que, dans ces conditions, il pénètre dans l'organisme fixé aux microbes et, pour ainsi dire, à l'état solide. Les vibrions introduits sont presque aussitôt englobés par les leucocytes qui les digèrent et, en même temps, la toxine qu'ils contiennent. »

« *Un animal immunisé contre le microbe ne l'est point contre le poison à l'état soluble, aussi ne donne-t-il pas de sérum antitoxique, mais un sérum préventif.* Ce sérum est capable d'exciter la défense phagocytaire chez les animaux qui le reçoivent et, par conséquent, il est efficace contre le microbe vivant, mais il est impuissant contre la toxine.

« Or, il est évident que, pour combattre le choléra de l'homme, qui est un empoisonnement, il faut un sérum antitoxique et non un sérum antimicrobien. Que pourrait d'ailleurs, celui-ci, contre des vibrions développés dans l'intestin et pour la majeure partie, hors de l'atteinte des cellules? »

C'est ce que démontrent les auteurs, en essayant comparativement les effets de leur sérum et du sérum de Pfeiffer sur le choléra intestinal des jeunes lapins qui ressemble absolument à la maladie humaine

Ceux qui reçoivent préventivement le sérum antiinfectieux, même à des doses considérables, prennent néanmoins le choléra quand on leur fait ingérer le bacille-virgule.

Au contraire, l'inoculation du sérum antitoxique a donné des résultats très encourageants.

« Sur 64 lapins utilisés en 10 expériences, 27 ont été traités, 15 ont survécu; sur 37 témoins des mêmes nichées, 6 seulement n'ont pas pris le choléra.

« La proportion est donc de 56 guérisons sur 100 traités et de 16 guérisons sur 100 témoins. »

L'effet du sérum a encore été favorable, lorsqu'il a été injecté au moment de l'ingestion des vibrions.

Les lapins traités ont résisté dans la proportion de 45 %, et les lapins non traités dans celle de 24 %.

Il est certain que, lorsqu'on aura obtenu un sérum plus actif, le pourcentage des guérisons sera plus élevé, et qu'on pourra tenter alors l'application de la sérothérapie anticholérique à l'homme. Jusque-là, elle reste confinée dans les laboratoires, et si nous l'avons décrite avec quelques détails, c'est moins pour les services qu'elle rend actuellement qu'à cause des questions qu'elle élucide.

BIBLIOGRAPHIE

(1) R. Koch. — Conferenz zur Erörterung der Cholerafrage. *Berlin*, 1884. D'après Macé. *Traité de Bactériologie*, Paris 1897.

(2) Nicati et Rietsch. — Recherches sur le choléra. *Archives de Physiologie*, 1885.

(3) Metchnikoff. — Recherches sur le choléra. *Annales de l'Inst. Pasteur*, t. VIII, p. 529, 1894.

(4) Pouchet. — Sur la présence des sels biliaires dans le sang des cholériques, et sur l'existence d'un alcaloïde toxique dans les déjections. *C. R. de l'Académie des sciences*, t. XC, p. 847, 1884.

(5) Villiers. — Sur la formation des ptomaïnes dans le choléra. *C. R. de l'Académie des sciences*, t. C, p. 91, 1885.

(6) Klebs. — Die Biologie der Choleravibrionen. *Allgemeine Wiener medicin. Zeit.* (d'après Macé), 1887.

(7) Winter et Lesage. — Contribution à l'étude du poison cholérique. *Bulletin médical*, 1890, p. 328.

(7) Petri. — Untersuchungen über die durch das Wachsthum der Cholerabakterien entstehenden chemischen Umsetzungen. *Arbeiten aus dem Kaiserl. Gesundheitsamte*, 1890, VI, 374.

(8) Gamaleia. — Recherches expérimentales sur les poisons du choléra. *Archives de médecine expérimentale*, 1892.

(9) F. Wesbrook. — Contribution à l'étude des toxines du choléra. *Annales de l'Institut Pasteur*, 1894, p. 318.

(10) Pfeiffer. — Untersuchungen über das Choleragift. *Zeitschrift für Hygiene*, 1891, p. 395.

(11) Ransom. — Choleragift und Cholera-antitoxine. *Deutsch. med. Woch.* 1895, n° 29.

(12) Metchnikoff, Roux et Salimbeni. — Toxine et antitoxine cholériques. *Ann. de l'Inst. Pasteur*, 1896, p. 257.

(13) Ferran. — Sur la prophylaxie du choléra au moyen d'injections hypodermiques de cultures pures du bacille virgule. *C. R. de l'Académie des sciences*, CI, 1885.

(14) Haffkine. — Le choléra asiatique chez le cobaye (*Société de biologie*,

juillet 1892). Anticholeraic inoculation in India (*The Indian medical Gazette*, 1895, n° 1). *A lecture on vaccination against cholera*. London, 1895. D'après Landouzy.

(15) Lazarus. — Ueber antitoxische Wirksamkeit des Blutserums Cholerageheilter. *Berliner Klin. Woch.* 1892, n° 43, 44.

(16) Klemperer. — Untersuchungen über künstlichen Impfschutz gegen Cholera-Intoxication. *Berliner Klin. Woch.* 1892, p. 970.

(17) Metchnikoff. — Recherches sur le choléra et les vibrions, 1er mémoire. *Annales de l'Inst. Pasteur*, 1893, p. 403.

(18) Paulowski et Buchstab. — Zur Immunitätfrage, und Blutserumtherapie gegen Cholerainfektion. *Deutch. medicin Woch.* 1893, p. 516, 640 et 739.

(19) Pfeiffer et Issaef. — Ueber die specifische Bedeutung der Choleraimmunität. *Zeitschrift fur Hygiene*, XVII, 1894, p. 355.

CHAPITRE IV

SÉRUM ANTITYPHIQUE

I

ESSAIS D'IMMUNISATION ET DE SÉROTHÉRAPIE

L'inoculation aux animaux du bacille d'Eberth tel qu'on l'isole des organes des typhiques, ne produit pas chez ceux-ci d'affection ressemblant à la fièvre typhoïde, mais plutôt une septicémie variable avec le mode d'inoculation. Il faut, pour se rapprocher de la maladie humaine, opérer dans des conditions spéciales et avec des virus renforcés, ainsi que l'ont montré Sanarelli (1), Chantemesse et Widal (2).

De nombreux essais d'immunisation contre le bacille d'Eberth ont été tentés chez les animaux, soit à l'aide du microbe lui-même, soit au moyen de ses produits solubles. On dut d'ailleurs renoncer bientôt au premier de ces modes de vaccination parce que le virus vivant, inoculé sous la peau, y produit des lésions locales accompagnées parfois de nécrose des tissus et de suppurations longues à guérir.

En 1886, Beumer et Peiper (3) confèrent l'immunité à des souris à l'aide de cultures vivantes injectées à petites doses et graduellement.

En 1888, Chantemesse et Widal (4) utilisent dans ce but les cultures débarrassées des microbes par un chauffage à 120°.

Brieger, Wassermann et Kitasato (5) en 1892, ont recours à des cultures faites sur bouillon de thymus qu'ils chauffent ensuite à 60°. Ils remarquent que le sérum des animaux ainsi vaccinés possède des propriétés immunisantes.

La même année, Bitter (6) annonce que le sang des lapins traités par inoculation de doses croissantes de cultures typhiques concentrées et stérilisées acquiert un pouvoir antitoxique, et que ce sérum mélangé à une dose de toxine typhique sûrement mortelle la rend inoffensive.

Bruschettini de Bologne (7) rend les lapins réfractaires au moyen d'injections sous-cutanées de cultures chauffées à 60°.

Stern (8), en 1892, constate que le sérum des individus guéris de la fièvre typhoïde possède des propriétés immunisantes vis-à-vis des souris.

La même année, paraissent en même temps les expériences de Sanarelli (1) et de Widal et Chantemesse (2) qui arrivent séparément aux mêmes conclusions, à savoir : que l'on peut artificiellement renforcer la virulence du bacille typhique par des passages successifs sur les animaux et qu'à l'aide de ces cultures ainsi renforcées, préalablement stérilisées à 100°, on peut conférer aux animaux une immunité durable; enfin, que le sérum des animaux vaccinés est doué de propriétés préventives, mais non antitoxiques.

Puis, en 1893, Beumer et Peiper (9) immunisent des moutons à l'aide de cultures typhiques stérilisées par la chaleur à 55° — 60° pendant une heure. Ces moutons ont donné un sérum dont une goutte suffisait à préserver la souris blanche contre une dose sûrement mortelle de virus.

Klemperer et Levy (10) s'adressent au sérum de chien immunisé par des inoculations intrapéritonéales de virus non atténué. Ce sérum serait doué de propriétés préventives et même thérapeutiques.

Citons encore les travaux de Læffler et Abel (11), de Pfeiffer et Kolle (12) et les résultats douteux obtenus chez l'homme par Cesaris-Demel et Orlandi (13) et Börger (14), avant d'arriver aux récentes expériences de Chantemesse.

En 1896, Chantemesse (15) annonce qu'il a obtenu un virus typhique exalté d'une telle puissance qu'une dose inférieure à 1/100 de centimètre cube tue un cobaye en 6 heures. Ce virus lui a permis de vacciner des chevaux qui lui ont donné un sérum dont 1/5 de goutte protégeait sûrement un cobaye. Ce sérum essayé sur trois malades aurait donné des résultats satisfaisants.

Enfin, en 1897 (16), le même auteur décrit la méthode qui lui a permis d'obtenir le virus renforcé et le sérum antityphique dont il avait été question l'année précédente. C'est à cette note que nous empruntons les détails qui suivent :

Le bacille d'Eberth, dans les milieux de culture usuels, ne donnant pas de toxine soluble en quantité utilisable, Chantemesse eut recours à une macération à froid de rate et de moelle osseuse additionnée d'une petite quantité de sang humain défibriné. Cette addition favorise beaucoup la rapidité de la culture. Ce liquide stérile est ensemencé avec un bacille typhique retiré de la rate d'un malade, et doué d'une grande virulence, acquise par des passages ininterrompus dans le corps des animaux pendant près de deux ans.

Dans ce milieu, la culture du bacille typhique se fait très abondamment. Au bout de 24 à 36 heures un voile apparaît à la surface et s'épaissit les jours suivants. La culture devient alcaline et sans mauvaise odeur.

Filtrée, elle est toxique pour les animaux et son maximum de toxicité s'observe du cinquième au sixième jour, puis cette toxicité diminue graduellement pour disparaître au bout de 15 jours.

La toxine typhique est très altérable à l'air et à la lumière, mais pas à la chaleur. Un chauffage d'une heure à 58° n'a pas d'action sur elle.

Les animaux sont d'autant plus sensibles à la toxine typhique qu'ils sont d'un poids plus élevé, excepté toutefois la souris qui est très sensible. Elle agit avec moins d'intensité sur le mouton que sur le cheval, et moins encore sur le lapin et sur le cobaye.

A l'aide de cette toxine, Chantemesse a procédé à l'immunisation de chevaux.

Cette immunisation est lente à obtenir à cause de la réaction intense que provoque chaque inoculation. Il faut donc opérer avec beaucoup de ménagements.

Le cheval qui a servi à ses expériences, en traitement depuis 8 mois, lui a donné un sérum doué de propriétés antitoxiques manifestes.

Essayé sur l'homme, il a montré une action favorable sur l'état général, la courbe de température, etc., mais, comme le dit l'auteur lui-même, on ne pourra juger de sa valeur qu'après de nombreuses observations. Jusque-là il serait peu prudent de conclure.

BIBLIOGRAPHIE

(1) Sanarelli. — Etudes sur la fièvre typhoïde expérimentale. *Annales de l'Institut Pasteur*, 1892, p. 721 et 1894, p. 193 et 353.

(2) Chantemesse et Widal. — Etude expérimentale sur l'exaltation, l'immunisation et la thérapeutique de l'infection typhique. *Annales de l'Institut Pasteur*, 1892, p. 755.

(3) Beumer et Peiper [1]. — Zur ætiologischen Bedeutung der Typhusbacillen. *Centralblatt für Klin. med.*, 1886.

Bakteriologische Studien über die ætiologische Bedeutung der Typhusbacillen. *Zeitschrift für Hygiene*. Bd. I, p. 480 et Bd. II, p. 110-302.

(4) Chantemesse et Widal. — De l'immunité contre le virus de la fièvre typhoïde. *Annales de l'Institut Pasteur*, 1888, p. 54.

(5) Brieger, Wassermann et Kitasato [2]. — Ueber Immunität und Giftfestigung. *Zeitsch ft für Hygiene*, 1892, p. 137.

(6) Bitter [3]. — Ueber Festigung von Versuchsthieren gegen die Toxin der Typhusbacillen. *Zeitschr. für Hygiene*. Bd. XII, 2e Heft.

(7) Bruschettini [4]. — Sulla immunità contro il tifo. *La Riforma medica*, 1892, n° 18.

(8) Stern [5]. — *Deutsch. med. Wochenschrift*, 1892.

(9) Beumer et Peiper [6]. — *Zeitschrift für Klin. Medicin*. Bd. XXVIII, nos 3 et 4, 1895.

(10) Klemperer et Levy [7]. — Ueber Typhus Heilserum. *Berliner Klin. Woch.*, 1895, p. 601.

(11) Loeffler et Abel. — Ueber die spezifischen Eigenschaften der Schutz körper im Blute Typhus und Coli immuner Thiere. *Centralblatt für Bakteriologie*, XIX, p. 51, 1896.

(12) Pfeiffer et Kolle. — Ueber die specifische. Reaction der Typhus bacillen. *Zeitschrift für Hygiene*, 1896, XXI, p. 203.

(13) Césaris-Demel et Orlandi [8]. — Sull' equivalenza biologica dei prodotti del B. coli e del B. typhi. *Archivio per le scienze mediche*, 1893, XVII, p. 279.

(14) Börger [9]. — Zur Behandlung des Typhus abdominalis mit antitoxischen Heilserum. *Centralblatt f. Bakt*, 1896, XIX, p. 637.

(15) Chantemesse. — Diagnostic précoce de la fièvre typhoïde par l'exa-

[1] D'après Sanarelli, *loc. cit.*
[2] *Id.*
[3] D'après Chantemesse et Widal, *loc. cit.*
[4] *Id.*
[5] *Id.*
[6] D'après Macé, *loc. cit.*
[7] *Id.*
[8] *Id.*
[9] *Id.*

men bactériologique des garde-robes. *Société de Biologie*, février 1896, p. 215.

(16) Chantemesse. — Sur la toxine typhoïde soluble. *Société de Biologie*, janvier 1897, p. 96 et 101.

CHAPITRE V

SÉRUM ANTIPNEUMOCOCCIQUE

I

ESSAIS D'IMMUNISATION ET DE SÉROTHÉRAPIE

L'agent pathogène de la pneumonie franche est un microcoque isolé pour la première fois par Pasteur (1) en 1881, mais dont le rôle n'a été nettement établi qu'après les travaux de Talamon (2) et ceux de Frænkel (3). On lui donne le nom de pneumocoque.

C'est un organisme qui perd bientôt sa virulence dans les cultures. L'animal le plus sensible à son action est la souris qui meurt rapidement d'une septicémie aiguë; puis vient le lapin. Le chien et le rat sont beaucoup plus résistants.

La pneumonie est plutôt une infection produite par le développement du virus qu'une intoxication due à ses sécrétions. En effet, les toxines pneumococciques ne sont ni abondantes, ni très actives. On peut, toutefois, en renforçant la virulence du pneumocoque, obtenir des produits de culture de plus en plus toxiques, ainsi que l'a montré Issaeef (4).

Un grand nombre d'auteurs sont arrivés à immuniser des animaux en leur inoculant soit des cultures virulentes diluées, soit, comme Foà et Scabia (5), des cultures atténuées, soit, comme G. et F. Klemperer (6), des crachats ou des exsudats pneumoniques stérilisés, ou encore des macérations filtrées d'organes de lapins morts d'infection pneumococcique (Mosny) (7). Dans le même but, Issaeef (4) se servait de cultures sur bouillon stérilisées, ou bien de sang virulent ou d'exsudat péritonéal, dont les microbes étaient tués par la chaleur ou le chloroforme.

Le sang des animaux ainsi traités acquiert des propriétés préventives très prononcées.

Les premières observations sur ce sujet sont dues à Foa et Carbone (8). Elles ont été confirmées par Emmerich et Fawitzky (9), Krause et Pansini (10), G. et T. Klemperer (6), Mosny, Issaeef, etc. ; mais, tandis que pour Foa et Carbone, Emmerich et Fawitzky la propriété préventive du sérum serait due à une action bactéricide, pour G. et F. Klemperer il faudrait l'attribuer à une antitoxine.

De son côté, Issaeef, à la suite d'expériences nombreuses et bien conduites, arrive à refuser au sérum des lapins vaccinés contre le pneumocoque toute action antitoxique, puisque les produits de culture de ce bacille provoquent une réaction plus énergique chez les lapins vaccinés que chez les témoins correspondants. Ce sérum n'aurait également aucune propriété atténuante, puisque le pneumocoque cultivé dans le sérum de lapins vaccinés ne perd pas la propriété de produire des poisons. Il n'est donc ni bactéricide, ni atténuant, ni antitoxique. Pour Issaeef, son action immunisante réside dans la propriété qu'il possède de stimuler la phagocytose.

Quant à l'application à l'homme de la sérothérapie antipneumococcique, je me contenterai de signaler d'après Landouzy (12) les essais favorables de G. et F. Klemperer, de Foa et Carbone, de Foa et Scabia, de Janson (13) et de Renzi (24).

Les résultats obtenus sont encourageants, mais il faut attendre de nouvelles expériences pour pouvoir se prononcer sur la valeur de la méthode.

BIBLIOGRAPHIE

(1) Pasteur. — Sur une maladie nouvelle provoquée par la salive d'un enfant mort de la rage. *C. R. de l'Académie des sciences*, t. XCII, janvier 1881, p. 159.

(2) Talamon [1]. — *Communication à la Société anatomique de Paris.* 1883.

(3) Fraenkel [2]. — Die genuine Pneumonie. *Congrès de médecine interne de Berlin*, 1884.

(4) Issaeef. — Contribution à l'étude de l'immunité acquise contre le pneumocoque. *Annales de l'Institut Pasteur*, 1893, p. 261.

(5) Foa et Scabia [3]. — Sulla immunità et sulla terapia delle pneumonite. *Gazzetta medica di Torino*, 1892.

[1] D'après Macé. — *Traité de bactériologie*, Paris, 1897.
[2] *Id.*
[3] *Id.*

(6) G. et E. Klemperer [1]. — Versuche über Immunisierung und Heilung bei der Pneumokokkeninfection. *Berliner Klinische Wochenschrift*. 1891, p. 833.

(7) Mosny. — Recherches expérimentales sur la vaccination contre l'infection pneumococcique et sur sa guérison. *Archives de médecine expérimentale*. 1892, p. 195.

(8) Foa et Carbone [2]. — *Gazzetta medica di Torino*, XLII, fasc. 15.

(9) Emmerich et Fawitzky [3]. — *Münchener Med. Woch.*, n° 32, 1891.

(10) Krause et Pansini [4]. — *Zeitsch. für Hygiene*, t. XI, p. 279, 1892

(11) Bunzl-Federn [5]. — *Zeitsch. f. Hygiene*, t. XX, p. 152.

(12) Landouzy. — *Les Sérothérapies*. Paris, Georges Carré et C. Naud éditeurs, 1898.

(13) Janson [6]. — Quelques cas de pneumonie aiguë traités par le sérum immunisant. *Communication à la Société de médecine suédoise*, 1892.

(14) Renzi [7]. — Sérothérapie dans la pneumonie. *La Riforma medica* 1896.

[1] D'après Macé. *Ibid.*
[2] *Id.*
[3] *Id.*
[4] *Id.*
[5] *Id.*
[6] D'après Landouzy.
[7] *Id.*

CHAPITRE VI

SÉRUM ANTITUBERCULEUX

I

ESSAIS D'IMMUNISATION

Il est inutile de citer ici, pour reconnaître ensuite qu'elles n'ont pas donné de résultat, toutes les expériences entreprises dans le but d'obtenir un sérum préventif et curatif de la tuberculose.

On s'est d'abord adressé aux injections intra-péritonéales de sang d'animaux qu'on croyait naturellement réfractaires comme e chien et la chèvre. (Richet et Héricourt 1889 (1), Bertin et Pic 1890 (2).)

Puis, on remplaça le sang de ces animaux par des extraits de leurs organes (Roger et Cadiot), mais sans résultat.

On songea alors à inoculer des cultures vivantes ou stérilisées de tuberculose soit humaine soit aviaire.

La *tuberculine* de Koch, qui est un extrait de cultures glycérinées, évaporées au bain-marie, essayée dans le but de donner l'immunité aux animaux, n'a fourni que des résultats contradictoires entre les mains de divers expérimentateurs. (Richet et Héricourt (3), Boinet (4), Behring (5), Riemann (6), etc.). C'est cependant à cette dernière méthode que se rattache la préparation du sérum antituberculeux de Maragliano.

En 1895, Maragliano, de Gênes, annonçait au Congrès médical de Bordeaux qu'il était en possession d'un sérum curatif de la tuberculose, mais il n'en fit connaître la préparation que l'année suivante (7).

Voici comment il opère :

Des cultures très virulentes de tuberculose humaine sont divisées en deux parties :

La première, A, est concentrée au bain-marie à 100°, puis filtrée à la bougie de porcelaine ; elle renferme les matières toxiques provenant du corps des microbes ; c'est une *tuberculine* analogue à celle de Koch.

La seconde, B, filtrée d'abord à froid, est évaporée dans le vide à 30° ; elle contient les produits sécrétés par les bacilles pendant leur vie et qui seraient détruits par une haute température.

Les effets de ces deux extraits seraient tout opposés. Le premier, A, élèverait la température ; le second, B, l'abaisserait fortement, mais tous deux seraient toxiques pour les animaux.

Maragliano dilue chacun de ces liquides de façon à leur donner une toxicité égale, telle par exemple que 1 centimètre cube tue 100 grammes de cobaye sain. Puis il injecte aux animaux (âne, cheval ou chèvre) un mélange de 3 parties de A pour 1 partie de B, à la dose de 2 milligrammes par kilo. Il augmente d'un milligramme par jour et par kilogramme jusqu'à ce que l'animal ait reçu 40 à 50 milligrammes par kilo. Cette dose est ensuite maintenue pendant 6 mois.

L'animal se trouverait ainsi immunisé aussi bien contre les produits toxiques du bacille de Koch que contre ses cultures virulentes. On le laisse alors en repos pendant 3 à 4 semaines, puis on le saigne. Son sérum protège un cobaye sain contre une dose minima mortelle de *tuberculine*. Il agit également chez l'homme.

On sait que la tuberculine injectée à un individu atteint de tuberculose, même latente, provoque chez lui une réaction fébrile plus ou moins intense, alors qu'elle est sans action sur l'homme sain. Cette réaction ne se produira pas si l'on mélange la tuberculine au sérum de Maragliano. Mais cette neutralisation n'a lieu *que pour la dose toxique minima* de tuberculine ; si on la dépasse, les accidents éclatent, même lorsqu'on augmente la quantité de sérum.

Les tuberculeux soumis au traitement du sérum arrivent peu à peu à supporter des doses élevées de tuberculine.

Le sérum de Maragliano est donc un antagoniste de la tuberculine, c'est-à-dire d'une catégorie de poisons sécrétés par le bacille de Koch ; mais il ne semble avoir aucune action sur l'infection elle-même ; il n'est ni antitoxique, puisqu'il n'agit pas sur toutes les toxines du bacille tuberculeux, ni anti-infectieux.

puisqu'il ne s'oppose pas au développement de ce dernier. En neutralisant toute une classe particulière de poisons, il ralentit ou supprime une des nombreuses manifestations morbides de la tuberculose et peut de ce chef améliorer l'état général du malade et augmenter sa résistance individuelle.

BIBLIOGRAPHIE

(1) Richet et Héricourt. — Influence de la transfusion péritonéale du sang de chien sur l'évolution de la tuberculose chez le lapin. *Société de Biologie*, 1889.

(2) Bertin et Picq. — Sur l'influence de la transfusion du sang de chèvre sur l'évolution de la tuberculose chez le lapin. *Société de Biologie*, 1890.

(3) Richet et Héricourt. — Expérience sur la sérothérapie dans la tuberculose. *Société de Biologie*, 1895.

Boinet. — Traitement de la tuberculose humaine par le sang de chèvre inoculée avec de la tuberculine. *Société de Biologie*, 1895.

Behring. — Leistungen und Ziele der Serumtherapie. — *Deutsch. med. Woch.* 1895, n° 38.

(6) Niemann. — Ueber Immunität gegen Tuberkulose und Tuberkulose-antitoxin. *Centra blatt f. Bakt.* 1896, p. 214.

(7) Maragliano. — Le sérum antituberculeux et son antitoxine. *Presse médicale*, juin 1896.

CHAPITRE VII

I

SÉRUM ANTICHARBONNEUX

Expériences de Marchoux.

Les célèbres expériences de Pasteur et de ses élèves sur la bactéridie charbonneuse ont doté la science d'un procédé pratique d'immunisation permettant de combattre efficacement une maladie parfois si meurtrière dans certaines régions. Aussi la préparation d'un sérum anticharbonneux n'aurait-il qu'un intérêt restreint, si elle ne se rattachait par son côté théorique à la question toujours ouverte de l'immunité.

On s'est d'abord demandé si le sérum des animaux réfractaires au charbon jouissait de propriétés préventives.

La question avait été soulevée par Behring (1), qui avait constaté que le sang du rat empêche le développement de la bactéridie charbonneuse en dehors de l'organisme. Il attribua à cette propriété bactéricide l'immunité naturelle de cette espèce pour le charbon. Il vit de même que si on injecte du sérum de rat, mélangé au bacille charbonneux, sous la peau d'une souris, celle-ci ne présente aucun accident.

Ogata et Jasuhara (2) confirmèrent les expériences de Behring.

Mais Roux et Metchnikoff (3) sont venus combattre les conclusions de ces auteurs. Ils ont montré que le rat n'était pas aussi réfractaire que le disait Behring, puisque sur 17 inoculés 15 moururent du charbon; que si son sérum possède une propriété bactéricide *in vitro* sur la bactéridie filamenteuse, il n'en est pas de même sur les spores; enfin, que si on inocule séparément à une souris le sérum de rat et la culture charbonneuse, elle prend toujours le charbon. Le sérum peut agir *in vitro*, par contact direct sur la bactérie, mais il ne possède aucune propriété immunisante.

Un peu plus tard, Erriquez et Serafini (4) ont fait voir que le sang d'animaux naturellement réfractaires, tels que le chien, le rat, le poulet, la grenouille et la tortue, n'avait aucune action préventive sur les animaux réceptifs.

En serait-il de même des animaux immunisés?

Les premiers essais dans cette voie sont dus à Sclavo (5) et à Marchoux (6).

Le premier, après avoir immunisé des chèvres, constata que leur sérum était devenu préventif pour le lapin.

En même temps que Sclavo, Marchoux publia le résultat de ses expériences entreprises sur le mouton.

Il s'assura d'abord que le sérum des moutons vaccinés par la méthode classique et tout à fait réfractaires au charbon, ne possède que des propriétés préventives peu marquées et point du tout curatives.

Il faut, pour obtenir ce résultat, pousser l'immunisation à un point tel que l'animal soit capable de supporter des doses énormes de virus charbonneux.

C'est ce qu'il fit. En inoculant à un mouton primitivement vacciné, des doses croissantes de culture pure, il arriva à lui injecter d'un seul coup jusqu'à 300^{cc} d'une culture très active.

Quinze jours à trois semaines après la dernière inoculation, si l'on fait une saignée, on constate que le sérum de l'animal possède des propriétés préventives très marquées. Marchoux cite un mouton dont le sérum était actif au 2000e, c'est-à-dire dont 1^{cc} protégeait sûrement un lapin de 2 kilos. Mais, pour qu'il conserve cette activité, il est nécessaire de renouveler de temps en temps les inoculations de virus actif.

Le sérum anticharbonneux est aussi curatif. Inoculé après le charbon, il peut empêcher l'infection à condition qu'on intervienne le plus tôt possible.

Dans tous les cas l'immunité qu'il confère est très passagère, comme l'est en général toute immunité *passive*.

Il n'est ni antitoxique ni bactéricide, mais il agit, ainsi que le démontre Marchoux, en excitant la réaction phagocytaire qui aboutit à la destruction des microbes.

C'est du reste par ce mécanisme que se défend l'organisme

immunisé *activement* au moyen du virus atténué ; seulement, dans ce cas, la propriété acquise est plus durable.

II

SÉRUM CONTRE LE ROUGET DES PORCS

Essais de sérothérapie.

Le rouget est une maladie infectieuse qui sévit particulièrement sur la race porcine. Il est dû au développement d'un microbe spécifique découvert par Pasteur et Thuillier en 1883 (1).

Le bacille du rouget offre cette particularité qu'il augmente de virulence en passant dans l'organisme des pigeons, tandis qu'au contraire il s'atténue dans celui du lapin. De sorte qu'après une série de passages dans cet animal, on obtient un virus qui, ne déterminant plus chez le porc qu'une affection légère, lui confère l'immunité.

Pasteur et Thuillier préparaient ainsi deux vaccins de force différente qu'ils inoculaient à quelques jours d'intervalle. L'animal traité devenait réfractaire pour une durée de près d'un an.

En 1891, Emmerich et Mastbaum (2) ont constaté que le sang des lapins immunisés contre le rouget est préventif pour la souris.

Lorenz (3) a reconnu également au sérum de porc, vacciné par des cultures atténuées, une propriété préventive pour les souris, même à la dose de 1/100 de centimètre cube ; mais, inoculé une demi-heure après le virus, il n'empêchait nullement la mort des animaux.

Vogues (4), en 1896, a obtenu aussi un sérum préventif en s'adressant aux lapins et aux moutons.

En 1897, Leclainche (5), pour immuniser rapidement et solidement les animaux d'expérience, leur inocule un mélange de sérum de lapin immunisé et de virus vivant. Cette méthode qu'il appelle *séro-vaccination* « posséderait à la fois les avantages inhérents à l'immunisation par les sérums et à la vaccination par les virus atténués ; la rapidité de la préservation et la longue durée de celle-ci. »

La même année Loir et Panel (6) annoncent avoir obtenu un sérum très actif en inoculant à des pigeons des cultures de plus en plus virulentes.

Mesnil (7) s'est surtout occupé de rechercher le mode d'action du sérum.

Il a opéré sur des lapins en leur inoculant d'abord les deux vaccins de Pasteur et Thuillier pour les immuniser, puis des cultures virulentes de rouget pour renforcer les propriétés préventives de leur sérum.

Il est arrivé à cette conclusion que le sérum ainsi obtenu est antiinfectieux, mais nullement antitoxique ni bactéricide et qu'il agit surtout comme stimulant des cellules phagocytaires chargées de la défense de l'organisme.

III

SÉRUMS DIVERS

Sous ce titre, je me contenterai de donner la liste des sérums qui n'ont pas encore pris place dans la thérapeutique courante.

Quelques-uns n'offrent d'intérêt qu'au point de vue théorique, un petit nombre réaliseront peut-être un jour les espérances qu'ils font déjà naître, le reste aurait gagné à subir dans l'ombre les épreuves nouvelles d'un contrôle sérieux.

1892. Sérum contre le Hog-choléra (1).
1894. » contre le charbon symptomatique (2).
» » contre la rage (3).
1895. » contre la lèpre (4).
» » contre le staphylocoque (5).
» » antisyphilitique (6).
» » anticancéreux (7).
1896. » contre la fièvre récurrente (8).
» » contre le typhus exanthématique (9).
» » contre le rhumatisme (10).
» » contre la coqueluche (11).

1896. Sérum contre la clavelée (12).
» » contre le *proteus* (13).
» » contre le coli-bacille (14).
» » antialcoolique (15).
1897. » contre le gonocoque (16).
» » contre la fièvre jaune (17).
» » contre la pseudo-tuberculose (18).
1899 » contre la variole (19).

BIBLIOGRAPHIE

DU SÉRUM ANTI-CHARBONNEUX

(1) Behring [1]. — *Centralblatt für Klinisch. Medicin*, 1888, nº 38, etc. — *Zeitsch. f. Hygiene*, t. IX, p. 405, 1890.

(2) Ogata et Jasuhara [2]. — *Centralblatt f. Bakt.*, 1891, nº 1.

(3) Metchnikoff et Roux. — Sur la propriété bactéricide du sang de rat. — *Annales de l'Institut Pasteur*, t. V, p. 479, 1891.

(4) Enriquez et Serafini [3]. — Sur l'action du sang des animaux réfractaires injectés aux animaux sensibles du charbon. *Annales de l'Institut d'hygiène expérimentale de l'Université de Rome*, 1891.

(5) Sclavo [4]. — La sérothérapie de la pustule maligne. *Communication au VIe Congrès de la Société italienne de médecine interne à Rome*, 1895.

(6) E. Marchoux. — Sérum anticharbonneux. *Annales de l'Institut Pasteur*, t. IX, p. 785, 1895.

BIBLIOGRAPHIE [5]

DU SÉRUM CONTRE LE ROUGET

(1) Pasteur et Thuillier. — Sur le rouget ou mal rouge du porc. *C. R. de l'Académie des sciences*, t. XCV, 1883.

(2) Emmerich et Mastbaum. — *Archiv f. Hygiene.*, XII, p. 275, 1891.

(3) Lorenz. — *Deutsche Zeitsch. f. Thiermed*, XX, 1894, p. 1 et XXI, 1895, p. 273.

(4) Vogues. — *Zeitschr. f. Hygiene*, XXII, 1896, p. 515.

(5) Leclainche. — *C. R. Société de Biologie*, 1er mai 1897.

(6) Loir et Panet. — *C. R. Société de Biologie*, 5 juin 1897.

[1] D'après Landouzy, *Les Sérothérapies*. Paris 1898.
[2] *Id.*
[3] *Id.*
[4] *Id.*
[5] D'après F. Mesnil.

(7) F. Mesnil. — Sur le mode d'action du sérum préventif contre le rouget des porcs. *Annales de l'Institut Pasteur*, t. XII 1898, p. 481.

BIBLIOGRAPHIE

DES SÉRUMS DIVERS

(1) Metchnikoff. — Immunité des lapins vaccinés contre le Hog-choléra *Annales de l'Institut Pasteur*, t. VI, p. 289 1892.

Silberschmidt. — Contribution à l'étude de la swine plague, du Hog-choléra et de la pneumo-entérite des porcs. *Annales de l'Institut Pasteur*, t. IX, p. 65, 1895.

(2) Duenschmann. — Etude expérimentale sur le charbon symptomatique. *Annales de l'Institut Pasteur*, t. VII, p. 403, 1894.

(3) Babès et Talasescu. — Etudes sur la rage. *Annales de l'Institut Pasteur* t. VIII, p. 435, 1894.

(4) Carrasquilla. — La sérothérapie de la lèpre. *Académie de médecine de Colombie*, 1895 (d'après Landouzy). Même sujet. *Académie de médecine de Paris*, septembre 1897.

Jesus Alaya Laverde de Bucaramanga (Colombie). Traitement de la lèpre par la sérothérapie. *Académie de médecine*, janvier 1898.

(5) Viquerat. — Das Staphilokokkenheilserum. *Zeitschrift für Hygiene*, 1895 (d'après Landouzy).

Capman. — Sérothérapie antistaphilococcique. *C. R. de l'Académie des sciences*, octobre 1896.

(6) Richet et Héricourt — Sérothérapie dans la syphilis. *C. R. de la Société de biologie*, 1895, p. 17 et 268.

Gilbert et L. Fournier. — Essais de sérothérapie dans la syphilis. *Semaine médicale*, 1895.

(7) Ch. Richet. — Sérothérapie du cancer. *C. R. de l'Académie des sciences*, avril 1895.

(8) Gabritschewsky. — Les bases de la sérothérapie de la fièvre récurrente. *Annales de l'Institut Pasteur*, t. X, p. 630, 1896.

(9) Raynaud. — Sérum contre le typhus exanthématique. *Académie de médecine*, 1896.

(10) Weiss. — Die Wirkung von Seruminjectionen auf den Gelenkrheumatismus *Centralblatt fur innere Medicin*, 1896, p. 417. (D'après Landouzy.

(11) Kélatidités. — Traitement sérothérapique de la variole, de la scarlatine et de la coqueluche. *Semaine médicale*, 1896.

(12) Duclert. — Sérum des sujets vaccinés contre la clavelée. *C. R. de la Société de biologie*, 1896, p. 330.

(13) De Nittis. — Sérothérapie du *proteus vulgaris*. *C. R. de la Société de Biologie*, 1896, p. 600.

(14) Salvati et Gaetano. — Immunizzazione alle lesioni chirurgiche da B. coli commune e loro cura con tossine e siero antitossico. *La Riforma medica*, 1895, p. 500. (D'après Landouzy.)

ALBARRAN et MOSNY. — La sérothérapie de l'infection urinaire. *C. R. de l'Académie des sciences*, 1896.

(15) TOULOUSE. — Sérum antialcoolique. *C. R. de la Société de Biologie*, 1896 p. 363.

(16) CHRISTMAS. — Contribution à l'étude du gonocoque et de sa toxine. *Annales de l'Institut Pasteur*, t. XI, p. 609, 1897.

(17) SANARELLI. — L'Immunité et la sérothérapie contre la fièvre jaune. *Annales de l'Institut Pasteur*, t. XI, p. 753, 1897.

Premières expériences sur l'emploi du sérum préventif et curatif de la fièvre jaune, t. XII, p. 348, 1898.

(18) LEDOUX-LEBARD. — De l'action du sérum pseudo-tuberculeux sur le bacille de la pseudo-tuberculose. *Annales de l'Institut Pasteur*, t. XI, p. 909, 1897.

(19) A. BECLÈRE, CHAMBON et MENARD. — Etude sur l'immunité vaccinale *Annales de l'Institut Pasteur*, t. XIII, p. 81, 1899.

APPENDICE

LOI

concernant la préparation et la vente des Sérums thérapeutiques

(25 avril 1895).

Article premier. — Les virus atténués, sérums thérapeutiques, toxines modifiées et produits analogues pouvant servir à la prophylaxie et à la thérapeutique des maladies contagieuses, et les substances injectables d'origine organique, non définies chimiquement, appliquées au traitement des affections aiguës ou chroniques, ne pourront être débitées à titre gracieux ou onéreux qu'autant qu'ils auront été, au point de vue soit de la fabrication, soit de la provenance, l'objet d'une autorisation du Gouvernement, rendue après avis du Comité consultatif d'hygiène de France et de l'Académie de médecine.

Ces produits ne bénéficieront que d'une autorisation temporaire et révocable. Ils sont soumis à une inspection exercée par une commission nommée par le ministre compétent.

Article 2. — Ces produits seront délivrés au public par les pharmaciens, sur ordonnances médicales. Chaque bouteille ou récipient portera la marque du lieu d'origine et la date de sa fabrication.

En cas d'urgence, les médecins sont autorisés à fournir à leur clientèle ces mêmes produits.

Lorsqu'ils seront destinés à être délivrés à titre gratuit aux indigents, les flacons contenant ces produits porteront dans la pâte du verre les mots : « Assistance publique — gratuit. »

Ils pourront alors être déposés, en dehors des officines de pharmacies et sous la surveillance d'un médecin, dans des établissements d'Assistance désignés par l'administration, qui auront la faculté de se procurer directement ces produits.

Toutes ces prescriptions ne s'appliquent pas au vaccin jennerien humain ou animal.

Article 3. — La livraison des substances mentionnées à l'article premier, à quelque titre qu'elle soit faite, sera assimilée à la vente et soumise aux dispositions de l'article 423 du Code pénal et de la loi du 25 mars 1851.

En conséquence seront punis des peines portées par l'article 423 du Code pénal et par la loi du 27 mars 1851 ceux qui auront trompé sur la nature desdites substances qu'ils sauront être falsifiées ou corrompues et ceux qui auront trompé ou tenté de tromper sur la qualité des choses livrées.

Article 4. — Toutes autres infractions aux dispositions de la présente loi seront punies d'une amende de 16 à 1,000 francs.

TABLE DES MATIÈRES

PREMIÈRE PARTIE

IMMUNITÉ ET IMMUNISATION

DEUXIÈME PARTIE

SÉRUMS ANTITOXIQUES

SÉRUM ANTITÉTANIQUE

CHAPITRE PREMIER

LE BACILLE DU TÉTANOS ET SA TOXINE

CHAPITRE II

L'ANTITOXINE TÉTANIQUE

CHAPITRE III

PRÉPARATION DU SÉRUM ANTITÉTANIQUE

SÉRUM ANTIDIPHTÉRIQUE

CHAPITRE PREMIER

LE BACILLE DIPHTÉRIQUE ET SA TOXINE

CHAPITRE II

PRÉPARATION DU SÉRUM ANTIDIPHTÉRIQUE

SÉRUM ANTIVENIMEUX

CHAPITRE PREMIER

DES VENINS

TROISIÈME PARTIE

SÉRUMS ANTIINFECTIEUX

CHAPITRE PREMIER

SÉRUM ANTISTREPTOCOCCIQUE

Le streptocoque

CHAPITRE II

SÉRUM ANTIPESTEUX

CHAPITRE III

SÉRUM ANTICHOLÉRIQUE

CHAPITRE IV

SÉRUM ANTITYPHIQUE

CHAPITRE V

SÉRUM ANTIPNEUMOCOCCIQUE

CHAPITRE VI

SÉRUM ANTITUBERCULEUX

CHAPITRE VII

APPENDICE

PARIS. — IMPRIMERIE F. LEVÉ, RUE CASSETTE, 17.

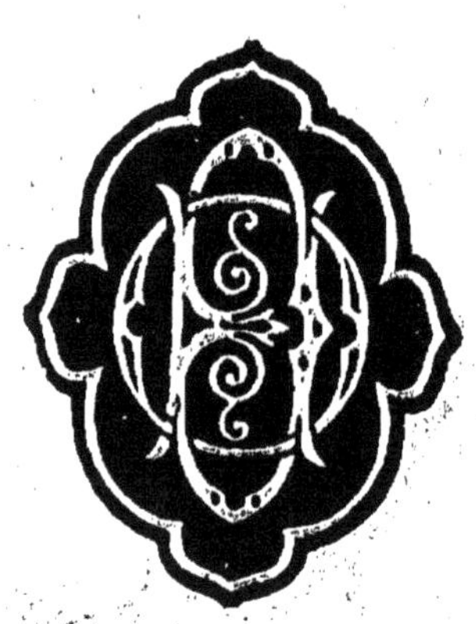

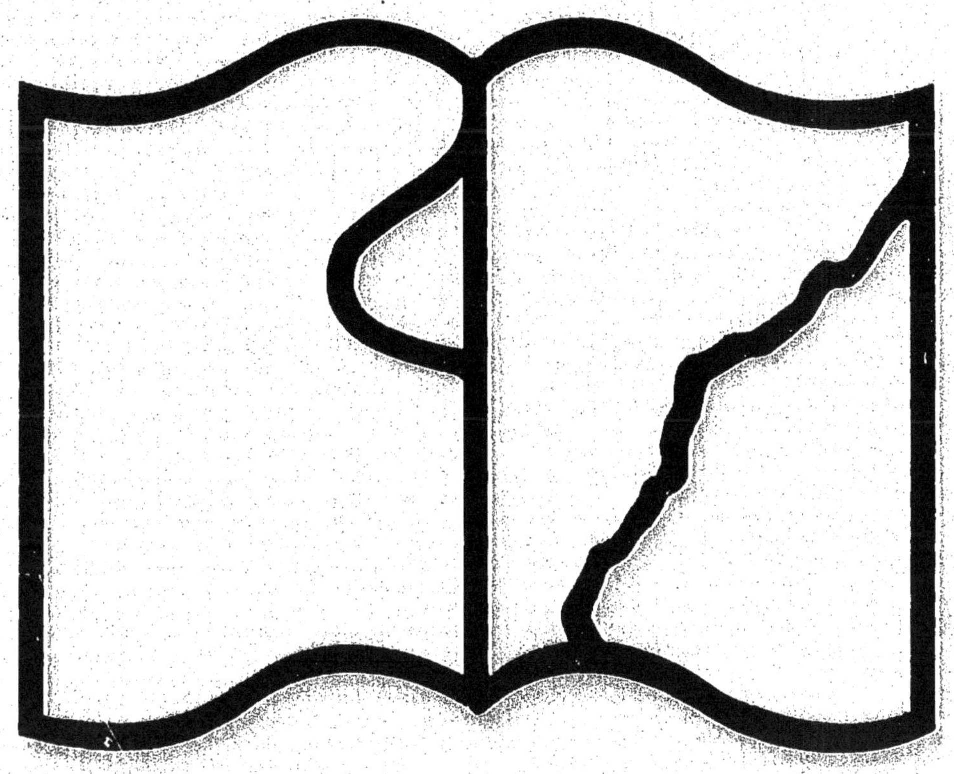

Texte détérioré — reliure défectueuse

NF Z 43-120-11

www.ingramcontent.com/pod-product-compliance
Ingram Content Group UK Ltd.
Pitfield, Milton Keynes, MK11 3LW, UK
UKHW021052200726
13857UKWH00003B/896